脊慢跑

快樂跑出身心療癒

▶▶▶ 律動脊椎，緩解各種疼痛，終結自律神經失調！ ▶▶▶

國泰綜合醫院
疼痛科主治醫師
楊翠蟬

身新醫學診所院長／
台大癌醫中心疼痛門診醫師
梁恆彰

新竹品御牙醫診所醫師
梁硯林　　共同著作

第 1 章
活化脊椎，身心健康關鍵密碼

1.1 脊椎，決定你的健康　38

1.2 脊椎律動改善腦、頸、胸椎、腰椎神經　40

- 當腦神經與頸神經受到壓迫時：眼花、眼睛脹痛、眼壓升高、視力模糊、眼睛乾澀；聽力障礙與暈眩；顳顎痛、牙關咬緊、睡眠中磨牙

- 找牙醫無解時，可能神經壓迫了

- 當胸椎神經受到壓迫時：肩頸緊繃、呼吸不順、心悸、胸悶、胸痛、背痛、不明原因的腹痛

第 2 章
能走、能跑、能跳，人生是彩色的！

第 3 章
快快快！加入脊慢跑和脊健走的行列

第 4 章
最有效的對症：脊慢跑指南

第 5 章
丟掉舊觀念，愛上脊慢跑

第 6 章
脊慢跑是具多重效益的運動法

解痛處方箋

脊椎律動跑步，幫你打通任督二脈

　　臨床上的慢性疼痛多來自於脊椎的問題，而脊椎的問題又多來自於脊椎結構的問題，其問題多因長期姿勢的不良而造成，如椎間盤突出，脊柱側彎，脊椎滑脫等，有時在接受手術後，也未能改善，久而久之會有背腰部肌肉之緊繃疼痛，長時間下來，還會造成頭痛，呼吸不順，下肢無力，失眠等自律神經失調的症狀。

　　受邀看了楊醫師的《脊慢跑：快樂跑出身心療癒》一書後，有感而發，覺得誠如作者序的抬頭「行動力關鍵：活化脊椎核心律動本能」所說；我的心得是：脊椎之於人，就像是建築的中柱大梁，所謂「上梁不正下梁歪」。

　　脊椎中包含著脊髓，受到其中髓液的保護。從脊髓會發出脊神經，控制著所有的內臟器官，與肌肉骨骼，也調控血管之張力與血流量。脊髓所發出之神經包含感覺神經，運動神經，與自律神經。所以，脊柱結構與構型之正常就非常重要了。而其中之脊髓也就是我們中醫所謂的督脈，而督脈之正常流動，更調控著人體的 12 條經絡之流動與功能之正常運作。有了健康的頸椎，胸椎與腰椎，就有會健康的內臟器官與骨骼與肌肉。通則不痛，身體的病痛就自然不藥而癒了。

本書中之從健康脊走到樂活脊跑，打通任督二脈，使其流動順暢，猶如在年節假日，通暢之高速公路，駕駛人帶著愉快的心情，平安快樂地回家。書中教導讀者如何健康脊走，樂活脊跑，更期待有影像教學與實際之課程。

汪志雄教授
國泰綜合醫院麻醉科主任
國泰綜合醫院教學部主任
台灣遠絡醫學會專科醫師

造福廣大的慢性疼痛受苦者

　　家人長年深受急慢性疼痛所苦，每天縱然使用大量止痛藥，依然寢食難安，而且痛點多變，隨時轉移。由於每次發作都疼痛難耐，疼痛日久越覺治癒無望而情緒越發低落，久而久之甚至生出絕望念頭，令人極為擔心。

　　年餘前到台大醫院疼痛科向孫維仁醫師求診，孫醫師詳細了解疼痛情況後，要我們轉到台大癌醫找梁恆彰醫師。當時難免心生疑惑，不解孫醫師為何不肯診治，但是孫醫師說的話言猶在耳：「你相信我，去找梁醫師，他一定可以治好你的疼痛。」

　　於是帶著半信半疑的心情掛了梁醫師的門診，第一次就診梁醫師說：「你的疼痛源頭來自脊椎神經障礙，疼痛的位置都是神經反射造成的，不是病灶，我可以先儘量解除你的疼痛，但是長遠之計必須依賴你自己多做脊椎活化運動，才能夠徹底治癒。」

　　這番見地令我非常敬佩，加上梁醫師在遠離痛點的脊椎神經節點注射水針後，疼痛情況立即大幅減低，令我們對梁醫師的精湛醫術印象深刻。此後家人遵照梁醫師的指導，採

取抬頭、輪流舉高單手的姿勢，每天脊椎律動健走 2 ～ 3 小時，數月後不但疼痛狀況大幅改善，胸椎側彎的程度也顯著減低，更重要的是對於完全治癒疼痛深具信心，身體健康狀態也顯著提高。

　　梁醫師著作等身，多本大作都以文字配合圖表，深入淺出說明讓病患讀者能夠容易了解遵循，從而達成造福患者之目標。欣聞梁醫師又有新書付梓，本人承蒙抬舉受邀為《脊慢跑：快樂跑山身心療癒》新書撰推薦序，於是用心研讀，發現新書內容詳細說明脊椎律動之重要性，詳細描述進行脊椎律動走路（簡稱脊健走）與跑步（簡稱脊慢跑）的方法，以求脊椎能夠產生自主律動，最終達到消除疼痛、治癒自律神經失調、促進身體健康的目的。

　　書中對於能夠讓脊椎產生自主律動、恢復脊椎神經正常功能的脊椎律動跑法，有詳盡說明，包括腳掌的角度、落腳的腳掌位置、以及呼吸方法等，都逐一解釋，讓讀者容易遵循，並能迅速掌握用腳步推動臀部與肩膀的相對運動，進而帶動脊椎整體律動的方法。書中也分享針對特定症狀的脊慢跑指南，包括頭肩頸痛、顳顎痛、胸背痛、腰痛等，提供對症的脊健走和脊慢跑方法，幾乎涵蓋常見疼痛原因的各種案例，可供讀者遵循。

梁醫師提倡的脊慢跑運動，能夠改善自律神經失調、加強脊椎核心肌群、強化平衡協調、改善慢性疼痛、增強體能促進健康，理論與方法兼備，可預期能夠造福許多疼痛患者。

　　梁醫師仁心仁術，造福病患不遺餘力，是深受本人敬佩的楷模。

台灣大學生命科學院退休教授
台灣大學生命科學博士
日本東京大學工學博士
台灣大學農業化學碩士
台灣大學商業管理碩士
東吳大學法律專業碩士

陳建源

親身實證脊慢跑的身心療癒效果

聽聞梁恆彰醫師和楊翠蟬醫師籌作這本《脊慢跑：快樂跑出身心療癒》新書已有一段時間，很榮幸也很高興，能在付梓之前先欣賞這本跑步秘笈。過程中屢次見他們殫精竭慮，有次對他們說，能將此一秘笈分享大眾，將是功德無量。這聽起來像是溢美之辭，但實在是由我自己個人的切身經歷感受而推己及人。

曾經長期處在高壓力的工作，又不懂得適當的運動與紓壓；雖然沒有什麼大的毛病，但是這裡痛那裡痛小毛病不斷。直到嚴重的自律神經失調找上門，生命頓時彩色變黑白。雖然嘗試過各種治療，包括一般的身心科、中醫的服藥針灸等等；也經過一段相當時間的調養，全身各處仍然時常疼痛難忍，日常是有氣無力。

直到 2021 年，經過好友劉承愚律師的介紹，並親自陪著找去兩位醫師的診所，從此開啟我的跑步旅程；實不相瞞，過程中不時會偷懶。回想開始時，真的是痛苦掙扎，又想這可能是最後一根繩子，記著醫師的囑咐：「頭略仰、不用快、步伐可以稍大一點，這樣身體可以脊椎為中心旋轉搖擺協助修正與平衡。」咬著牙為自己打氣不要放棄，經過一段

時間的努力，疼痛變得比較可以控制，又獲邀參加打壁球。隨著身體狀況越來越好，欣然參與打球，而生命變得色彩繽紛；自認現在的體力、活力，應該不遜同輩朋友。

　　在這歷程中，深感跑步對自律神經修復以及身體疼痛的幫助。有類似困擾的朋友們，有緣一睹這跑步秘笈並試著依自己的需要去跑跑，相信都會各有所得。

藍新資訊董事長　郭廷輝

脊慢跑是久坐族的自救良藥

很開心能為這本新書《脊慢跑：快樂跑出身心療癒》寫一段推薦語，書稿拿到當天快速讀完，心中忽然浮現當年讀醫學院老師所說，作息正常、營養均衡、足量運動，就是最好的預防醫學。現今，「高階健檢」、「保健食品」，甚至更貴更神奇的「胎盤素」、「外泌體」…，彷彿成為預防醫學的基本配備。

事實上，「運動」是預防多種慢性病和促進整體健康全面性的解決方案。無論是體重控制、心血管健康、肌肉和骨骼健康、新陳代謝、免疫促進……，經由良好的運動規劃，可以減少疾病的發生和發展，提升生活品質和壽命。

過去十餘年有幸和梁醫師、楊醫師和小梁醫師一家人一起運動，受益良多。近幾個月來，練習本書所傳授的「脊慢跑」，易學易做，根本解救了我這個每天在電腦桌前坐十幾個小時「久坐族」腰背酸痛的問題。在此和大家分享個人經驗，也推薦大家能夠練習「脊慢跑」，為自己跑出更健康的生活。

益思科技法律事務所律師　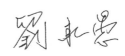

脊椎律動跑出彩色人生

　　我是梁醫師的病人，同時與他相識數十年，我和家人的疼痛在梁醫師非藥物治療的精湛醫術下得以康復，但還須配合跑步，才能減少復發，但要怎樣跑呢？

　　答案就在本書中。

　　很榮幸能搶先拜讀梁醫師新作《脊慢跑：快樂跑出身心療癒》，他將 20 年行醫臨床實務經驗結合獨到研究心得，以簡淺易懂文字與大家分享，希望大家都能和疼痛說再見。

　　書中提到許多患者疼痛與自律神經失調是脊椎律動不足造成，而最好的脊椎核心活化運動就是脊椎律動跑步（簡稱脊慢跑）與脊椎律動走步（簡稱脊健走），提供疼痛患者吃藥或開刀外的治標選擇，詳細完整的圖文說明及影片示範如何進行，簡單有效不受時空之限。

　　雖說要活就要動，但須謀定而後動，找到對自己適合有用的運動，誠心推薦與一般跑法不同的脊跑與脊走，有病調養無病養生，擁有健康身心才能迎向彩色人生。

　　我們學理工的比較希望做事能有精確的 SOP，梁醫師在書中針對不同層級的跑步，如何跑及跑多久都有明確的描述。雖然每個人的狀況不一定相同，但是對於入門者卻是一個相當方便的指引。

我非常推薦本書給一般想要進入慢跑者，更推薦給像我這種工作上一專注，就會在電腦前坐很久造成頸部痠痛，或是每逢節氣改變就很容易腰部拉傷的患者。雖然梁醫師醫術精良，但是自己的身體還是要自己鍛鍊保養，這樣才能真正遠離疼痛。

國立台灣科技大學工業管理系教授　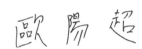

遠離疼痛，
樂活享受高爾夫球的母子檔

　　我是梁醫師的鐵粉，以及算是認真執行運動醫學回家作業的學生。喜歡運動的我，理應當身強體壯，但卻是事與願違——「運動疼痛」纏身，也經歷過病入膏肓的膏肓痛、足底筋膜炎的左腳底痛……，其他大大小小的痛，更是族繁不及備載，個人身上積累運動疼痛可算多。

　　但是，當我依照梁醫生的建議，把動作調整、把習慣調整、進而把面對運動疼痛觀念調整，多年困擾的運動疼痛居然能漸離遠去，這是這麼多年所不敢想的事，真的感謝梁醫師跟楊醫師。

　　在接過楊醫師給的《脊慢跑：快樂跑出身心療癒》新書初稿拜讀後，真的若早幾年看到書，獲得好知識，就可以早幾年運動快活，也不用為了愛運動產生疼痛視為理所當然的要忍受，最後甚至懷疑自己不適合太認真做某項運動，可是換了另一項運動，同樣的運動疼痛問題卻又立馬出現。

　　運動疼痛能獲得紓解甚至消除，我個人覺得完全有助於運動興趣的持續，跟對自我信心的大大增強加分。

楊醫師說，脊椎運動是核心運動中的核心。我想說這真的是很簡單又高效率可以深度運動核心的方式，認真做起來你就會知道，很有氧、真的很核心，會有進階式的感覺，我也還在每天努力中，感覺真的很棒。我會建議大家每天做脊健走或脊慢跑，做著做著就會讓自己會每天很自然的想去做。

　　還有一定要提一卜我娘——吳秀琴女士，已經快 80 歲了，當然外表是看不出來的美魔女，今年（2024 年），在 5 月高溫下去打越南排名第一名的高爾夫球場（亞洲排名 18 Hoiana shores Golf club, Vietnam）還能打 par。這也是要特別再感謝梁醫師跟楊醫師，幾年前我娘還是保溫水瓶不離手，夏天也要喝熱水，現在則是打球、喝啤酒。

　　我要再次很用力、很用力、很用力推薦，您有機緣一定好好把握這本書，讓困擾許久疼痛遠離您，享受運動健康快樂人生。祝梁醫師、楊醫師，新書大賣，造福人群！

超愛打高爾夫球　黃年慶

行動力關鍵：活化脊椎律動本能

　　我們在治療慢性疼痛與自律神經失調的患者時，除了神經調節與神經紓解的介入性治療之外，患者要得到更好的療效，往往取決於他們自身的活動力，但是通常他們多數已經很少活動，甚至失去自由行動的能力，所以我們需要從旁扶助並教導他們，首先是學會如何站起來，其次是走出去，甚至跑起來，當然這個過程需要一點一滴的去調整。

• 跑步是最好的治療工具

　　幫助患者恢復健康，可以做的運動有很多種，但是以跑步為指標，我們認為是了解患者進步情形最為清楚、效果明顯，也容易調整的工具。

　　如果患者原先就有跑步的能力，那麼只要開始跑一跑，通常就會有很大的改善效果；如果他們不能跑，甚至不能走，我們就要一邊去指導教他們怎麼走，一邊去處理限制他們走動或跑動的因素（譬如坐骨神經痛、膝痛或腳痛）。

　　經過多年臨床上指導與治療患者之後，我們發現這些問題的解決，雖然都有個別性，需要按照每個案例的特性去調整，但是整體來看都指向——脊椎律動的能力才是患者行動力的基礎。

圖 1 脊椎神經肌肉群圖

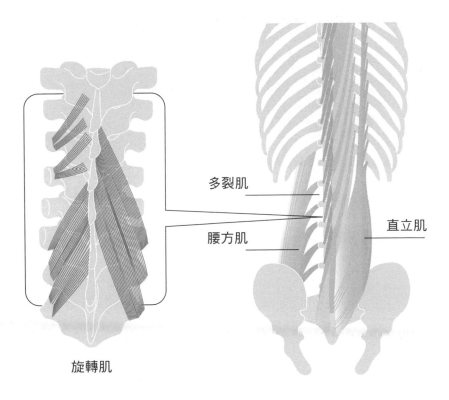

多裂肌

腰方肌

直立肌

旋轉肌

包含多裂肌、旋轉肌與直立肌等脊椎深層肌肉，勘稱核心中的核心。

所以，我們一向都建議患者，如果要解決疼痛與自律神經失調的問題，需要試著去跑一跑。多數患者經過我們一番指導與治療之後，身心變得煥然一新，其中有些患者有著強烈的學習慾望，因此希望我們能夠將所有的細節整理出來，給他們一個可以遵循的方式。

• 訓練好脊椎，是活化身心健康的起步

跑步就跑步，幹嘛有那麼多種跑步方式？快走或其他的運動不行嗎？這些疑問是我們常常被患者或家屬問到的問題。

答案就是患者經過跑步或走路的訓練，他們的治療效果可以立刻呈現出來，我們很容易設定階段性目標，並且觀察他們的進步狀態，而且只要患者願意，不限場地、天候都可以做到。當然，如果患者的配合度不高，我們很快的就可以從他們的動作中，察覺到他們的實際情形，就不需要用口頭追問的方式去驗證真實的狀況。

從表面上看，我們都是做跑步這個運動，但是真正的目的其實是在訓練我們的脊椎。脊椎神經肌肉群，包含脊椎深層肌肉，例如多裂肌、旋轉肌與直立肌（參見圖 1）等等，是核心中的核心，我們觀察到，患者大都是人未老，脊椎神經肌肉群先老、先僵化、失去律動能力、最終影響行動力，並產生從頭到腳的各種疼痛問題與自律神經失調。

跑步是最好的脊椎核心活化運動，也可以訓練心肺機能、改善末梢循環、增強有氧機能使神經肌肉活化再生，更是一種輔助解痛治療的優先選項。

　　所以，這本書就是在總結我們過去 20 年來累積調整患者的經驗與知識，歸納總結為脊椎律動跑步的「脊慢跑」或脊椎律動走步的「脊健走」，希望帶給大家自我療癒身心的運動選項，更是日常隨時可以做的養生運動。

國泰綜合醫院疼痛科主治醫師　　　　身新醫學診所院長

最好的不用藥處方、最佳的養生運動

會共同執筆書寫《脊慢跑：快樂跑出身心療癒》，父親的鼓勵絕對功不可沒。看著父親從第一本書到現在即將要出的這第四本書，一路上的辛苦跟付出，我雖然參與不多，但都看在眼裡。敬佩家父不只在臨床上實質的幫助患者解決各種疼痛及自律神經失調的困擾，他還願意利用執業之餘難得的閒暇時間寫書，藉由書本大方分享自己的醫術，並傳遞正確的醫療保健知識給更多人知道。

身為一個剛出來執業的年輕牙醫，不敢妄言自己的實力多強、影響力有多大，但我相信站在巨人的肩膀上，絕對是能看得更高更遠。透過在父親身邊跟診學習，看到各式各樣的疼痛患者，當中不乏有些因頭頸部疼痛所苦的人，這類跟牙醫領域相關的案例學習，都能幫助我在牙科治療上更準確的判斷並解決患者問題。

我們發現不管慢性疼痛發生在哪個部位，超過半數的患者都會伴隨壓力、失眠、生活緊繃、作息不正常等等狀況，這些東西會造成神經肌肉緊繃，身體不舒服久了進而就會誘發各式疼痛跟自律神經失調的症狀。

一起參與本書的出版，就是希望自己的牙科疼痛患者們，儘管他們正在進行牙科相關治療，但透過這本書能從另一個

面向幫助他們身心放鬆、緩解長期的或偶發的疼痛，而最棒的是書中推廣的脊椎律動跑法是最基礎、最沒有侵略性，也無須藥物的保健方式。

聽過也看過很多患者可能因為腰痛、頭痛、腳麻等種種問題到各基層診所就診，但常常遇到檢查不出所以然，被隨便的開藥，導致疼痛不減的患者只好再自己到醫院自費接受大型儀器檢查，檢查完可能不是被轉去身心科開藥，不然就是進開刀房做各種高自費的手術，或是有些人害怕開刀吃藥轉而尋求中醫，是很辛苦且漫長的尋醫故事。令人心疼的是，這些人儘管看了很多醫生試了很多偏方，到最後都還是繼續受病痛折磨。

很希望這類因為慢性疼痛所苦、透過儀器檢查不出問題的患者，從原本不知道要怎麼尋求幫助，不懂得怎麼做好平時的保養維護，看完這本書《脊慢跑：快樂跑出身心療癒》，就能多一個正確解決問題的方法跟指引。

身為一個從小到大習慣跑步維持年輕活力的我來說，一直都很推薦身邊的家人朋友多跑步，但我知道跑步不是一件容易的事，有年紀的、開過刀的、膝蓋不好的人，不是不願意跑步而是可能連走路都有困難，所以家父自創了這套脊椎律動方法，可以用走的、也可以用跑的，就是希望不分年齡層、不論處在什麼身體狀況的人能夠使用，幫助大家活著就要動，而且越動越年輕。

新竹品御牙醫診所醫師 梁硯林

啟動人體自癒力的脊椎律動跑步

　　要活就要動。尤其，我們推廣 20 多年的脊椎律動跑步（以下簡稱「脊慢跑」）有別於一般跑法，跑姿上從頭、頸、肩，到臀、膝、腳都有特別講究的細微處（詳見「第 2 章：能走、能跑、能跳，人生是彩色的！」「第 3 章：快快快！加入脊慢跑和脊健走的行列」）。

　　為了幫助讀者快速了解脊椎律動跑步的優異特點，在這裡將過去常見的提問總結成以下六個問題，相信大家閱讀之後，就能夠感受到脊慢跑活化脊椎神經與肢體的自然律動、訓練核心肌肉群、平衡身體鏈結、紓解疼痛、放鬆身心、改善自律神經失調、控制三高、增加骨密、增強體能等等的好處與魅力，歡迎大家一起來健康脊健走、樂活脊慢跑。

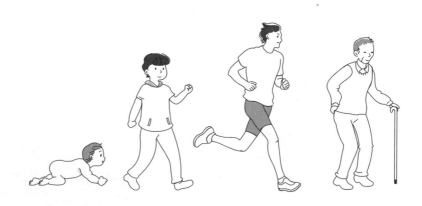

Q1 頭痛、肩頸痛、腰痛、膝蓋痛，為什麼更要跑一跑？

A 頭頸肩腰膝等種種慢性疼痛，多數源於肢體與脊椎活動不足，使得區域肌肉與神經血管發生退化，因而產生局部神經血管性疼痛。這類疼痛如果不活動開來，光靠藥物終究無效而且傷身。

要解決神經血管性疼痛最好靠運動，讓身體血氣暢通自然不藥而癒，其中最有效的運動就是跑步流汗，尤其是運動強度在有氧區的修復性跑步最好，而一般人熟知的伸展運動反而常常弄巧成拙加重病情。

詳見

1.2 脊椎律動改善腦、頸、胸椎、腰椎神經

3.1 讓身體動起來，跟病痛說 by-by

3.2 脊椎律動跑法最能改善疼痛

3.3 脊椎律動跑步，要怎麼跑？

4.1 微仰頭脊慢跑，放鬆頭頸神經、顳顎關節

4.2 單手抬高脊慢跑，放鬆頭頸和胸腰神經

4.4 脊慢跑首重腳臀協調，並加強抬膝能力

Q2 為什麼自律神經失調，脊椎律動跑步一陣子會改善？

A 交感神經與一部分副交感神經源自脊神經，因此，脊椎律動會直接影響自律神經系統的機能，所以，適當活動脊椎，尤其是以脊椎律動為主的跑步，可以幫助自律神經失調的療癒。

相反的，如果生活作息不太活動到脊椎，或者運動訓練不當，可能會傷到脊椎影響脊神經的機能，反而容易產生或加重自律神經失調的情形。

▼ 詳見

1.1 脊椎，決定你的健康

1.3 律動促進脊椎恢復神經正常功能

5.5 活化身體機能與粒線體，抗老化更年輕

6.1 身心放鬆的脊慢跑，能改善自律神經失調

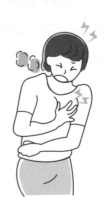

Q3 腰椎或髖膝關節開過刀的人，行動都不方便了，要怎麼跑？

A 腰椎手術與髖膝手術後的終極噩夢就是疼痛與僵硬，這是因為手術的疤痕影響局部組織神經血管而產生疼痛症狀，加之大部分的人在手術後不太活動，因而導致脊椎與肢體退化產生身體各處的脊神經痛。

這類疼痛初期可以藥物控制，但是無法靠藥物解除，而且越不活動越痛不完。此時最明智的選擇就是要跑步或脊健走流汗，以改善軟組織的末梢神經血管的機能，從而解決疼痛與僵硬。要怎麼執行呢？我們建議可以參考書中的內容，按步就班分階段進行。

詳見

1.2 脊椎律動改善腦、頸、胸椎、腰椎神經

4.3 活化脊椎、改善循環，不戴護腰放心跑

4.4 脊慢跑首重腳臀協調，並加強抬膝能力

Q4 脊柱側彎、長短腳的人，脊健走也有幫助嗎？

A 這類人所要面對的、最可怕的後果，就是行動不便並且疼痛纏身。 究其原因，就是脊椎問題導致患者活動困難，如果，他們不能積極保持運動能力，最終，脊椎會退化使得脊椎側彎越來越嚴重而引發嚴重後果。

要避免步入困境，就需要積極保持活動，尤其是脊椎的律動，至少，患者要能原地踏步或有脊椎律動走步（以下簡稱「脊健走」）的能力，才能減少問題的惡化以維持生活品質。

詳見

4.5 弱側舉手脊慢跑，駝背與脊柱側彎的救星

4.6 訓練原地脊慢跑，恢復身體自然律動

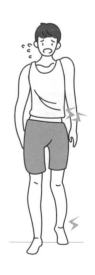

Q5 3C 重度使用者，常駝背、眼酸、壓力大，脊慢跑能舒緩嗎？

A 長時間使用 3C 的直接副作用就是脊椎彎曲退化，失去正常律動能力，而產生各種病症，如果靠藥物或按摩牽引等理療往往只能治標不能治本，要徹底擺脫困擾，必須訓練脊椎恢復自然的律動能力，使得脊神經可以恢復健康自然，就可以解除各種 3C 所帶來的問題。

詳見

1.2 脊椎律動改善腦、頸、胸椎、腰椎神經

4.1 微仰頭脊慢跑，放鬆頭頸神經、顳顎關節

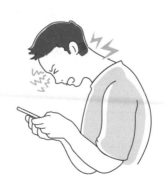

Q6

想要鍛鍊體能、瘦腰提臀塑身，脊慢跑會有效嗎？

A 脊椎律動能力決定體型的流暢與體能的發揮，因為，脊椎律動不自然影響運動能力，結果肢體的運動能力受限而不協調。

此外，脊椎肢體不協調身材就不能達到自然流暢的身形。所以，訓練脊椎律動是增進運動能力與雕塑身型的有力工具。

詳見

6.2 脊慢跑能瘦腰、提臀、塑身

6.3 脊慢跑可以讓走路姿態更優美

6.4 強化平衡協調，讓持拍運動表現更好

6.5 音樂家愛上脊慢跑，改善慢性痛

6.6 平衡身體鏈結，跑得快又遠、騎車更輕鬆

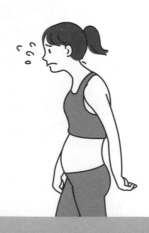

第 1 章

活化脊椎，
身心健康關鍵密碼

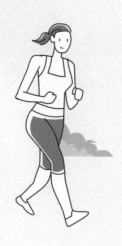

很多老化現象都是從脊椎律動不足、僵化，

進而產生很多的病痛與失調等症狀。

可以說，人未老脊椎先老。

所以，只要能多活動我們的肢體，

尤其是能夠帶動脊椎核心肌群與神經的運動，

讓相關的神經肌肉與內臟系統機能變得健康，

就能徹底治好疼痛或自律神經失調。

1.1 脊椎，決定你的健康

　　我們知道，疼痛與自律神經失調通常是來自於周邊神經系統受到刺激或壓迫，傳遞訊息到大腦產生的反應（圖1）。周邊神經源自於脊椎神經，會影響自律神經的功能，所以，脊椎的律動能力攸關健康，也深深影響到我們的感覺、運動、自律神經的功能。

　　因此，要徹底治好疼痛或自律神經失調的情形，通常需要活動我們的肢體，尤其是脊椎核心肌群與神經，使得相關的神經肌肉與內臟系統能夠有健康的機能。

各種疼痛問題，建議閱讀《這樣解痛，才是聖經》；
大腦與身心疑難雜症，建議閱讀《自律神經失調：身心壓力自救篇》；
自律神經相關症狀，建議閱讀《自律神經失調：冷處理、抗發炎》。

圖 1 神經系統的病症與解決方案

脊椎僵硬
慢性疼痛
自律神經失調
活動困難
呼吸困難
易跌倒

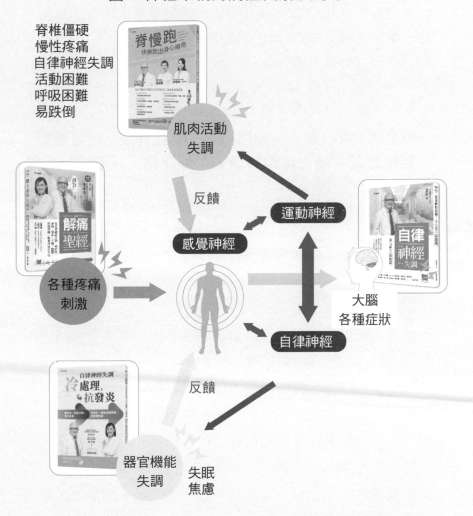

第一章 活化脊椎，身心健康關鍵密碼　39

1.2 脊椎律動改善腦、頸、胸椎、腰椎神經

通常大家以為脊椎如果不健康，就是會產生腰痛、腳麻、脖子緊、手麻這類的症狀，但其實不然，很多人所經歷的不舒服都與脊神經有關係。

• 當腦神經與頸神經受到壓迫時

常見的症狀：眼花、眼睛脹痛、眼壓升高、視力模糊、眼睛乾澀；聽力障礙與暈眩；顳顎痛、牙關咬緊、睡眠中磨牙……

譬如說頭痛，大部分的頭痛並不是腦袋裡面出了什麼問題，而是支配頭部感覺神經的頸神經受到壓迫而產生的（圖2），所以頭頸部的姿勢不良，使頸椎的神經受到壓力是產生頭痛的常見因素，稱為頸因性頭痛。

然而，頸椎的神經受到壓迫或刺激，除了會產生頭痛的不舒服之外，也會有眼睛的症狀：像是眼花、眼睛脹痛、眼壓升高、視力模糊、眼睛乾澀，很多眼睛乾澀不舒服的患者以為那是眼睛的問題，其實多數是頸神經的自律神經節受到壓迫，而影響到淚腺分泌的控制所產生的症狀。

此外，頸神經受到壓迫也會產生聽力障礙與暈眩，大家以為那些都是內耳或者是耳石脫落產生的問題，其實很多都是頸神經受到壓力所產生的症狀。

• 找牙醫無解時，可能神經壓迫了

　　頸椎與胸椎的緊張也會造成咀嚼肌失調，而產生顳顎關節障礙、或牙床不正常磨損疼痛，所以有這類的問題，除了要接受牙科的矯正治療之外，還需要學會如何調整自己的頸椎與胸椎的緊張程度，才能夠徹底解決問題（關於「顳顎關節」位置，見本書第4章圖1）。

　　顳顎痛與牙關咬緊通常是長期身心壓力的指標與後遺症，因為大腦承受壓力不知不覺就會肌肉緊繃咬緊牙關，甚至在睡眠中磨牙，長期下來就會引發牙齒疼痛或顳顎痛，所以自律神經失調患者常會合併這類牙科的問題。尤其是現代人長時間使用電腦姿勢不良、工作壓力大，所以不自覺牙齒緊咬，甚至於夜間磨牙、睡眠品質不佳，更容易有顳顎關節與牙齒等不適的疼痛問題。

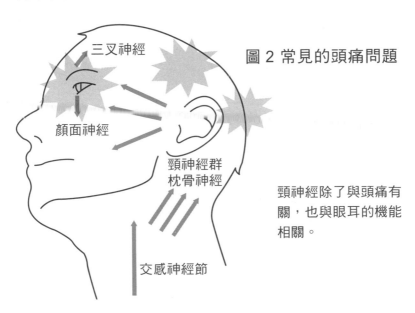

圖 2 常見的頭痛問題

三叉神經

顏面神經

頸神經群
枕骨神經

交感神經節

頸神經除了與頭痛有關，也與眼耳的機能相關。

根治顳顎關節痛的兩個對策：
咬合板＋排解壓力的運動

顳顎關節痛在牙科診斷上，大致分為肌肉疼痛與關節發炎。

其中，肌肉緊繃誘發的疼痛是最常見的。多數患者的臨床症狀與敘述會是：臉頰痛、上下顎後牙痛、嘴張不開或咬東西會痛、耳鳴、偏頭痛。

坊間常見偏頭痛者動輒服用止痛藥物，建議不妨自我觀察：因為顳肌是我們下顎運動時會用到的一條肌肉，所以當你有長期頭痛困擾，但是一直沒有找到原因的時候，很可能就是顳顎關節周遭構造緊繃造成的。

治療這類問題，雖然服用消炎止痛藥與肌肉鬆弛劑可以改善症狀，但臨床上我們面對的困難常常是，患者吃藥就不痛，不吃藥就痛，只好一直回診拿藥，但卻覺得愈來愈沒幫助。所以我們在書中提出兩個對策輔助藥物治療，如果大家勤於善用，應該可以逐漸揮別藥物，享受又輕又鬆的快樂。

對策一：咬合板的使用

咬合板在治療顳顎關節痛很重要，它會讓你在睡眠期間，關節肌肉保持在舒適跟放鬆的位置；同時保護磨牙患者的牙齒，減少牙齒互相的磨耗損壞。它的缺點是有一定厚度，且異物感大，不適合白天使用；也有患者會覺得戴了不好睡覺，會流口水等等不方便。不過，如果有磨牙習慣伴隨顳顎關節疼痛，我們還是希望患者能接受咬合板，以保護牙齒減少磨損。

對策二：放鬆身心的輔助訓練

通常不是服用藥物，或是使用硬式咬合板，或其他介入性治療就可以完全解決他們的不適。因此，患者即使看遍耳鼻喉科、神經內科、牙科，也無法得到滿意的治療。因為他們常常是身心緊繃、自律神經失調所引起的，所以除了治療，還需要有放鬆身心，放鬆緊繃肌肉的輔助訓練，例如脊慢跑，才能根治這方面的問題（關於「顳顎痛」、「牙齒咬合或磨損」的運動矯治，詳見本書第 104 頁）。

• 當胸椎神經受到壓迫時

常見症狀：肩頸緊繃、呼吸不順、心悸、胸悶、胸痛、背痛、不明原因的腹痛

　　胸椎神經的緊張也會產生肩頸緊繃、胸悶、胸痛、背痛，就是所謂的膏肓痛的情形，情況嚴重時甚至被誤以為是心肌梗塞，所以有的患者裝了心臟支架之後，還是時常會有胸悶不適的情形，這可能是胸椎神經被壓迫所產生的症狀（圖3）。

　　胸椎神經的壓迫，有時候也會產生不明原因的腹痛問題，這類患者雖然經過多種消化道內視鏡的檢查，也查不出原因，因為他的病灶是在胸椎神經的部位並不是在內臟裡面。

有很多肩頸緊繃、或者背痛的患者，雖然長年都在接受按摩等等的物理治療，但是症狀一直沒有好轉，就是因為胸椎部位沒有正常律動，造成神經緊繃所產生的各種症狀。

圖 3 常見胸神經造成的神經痛

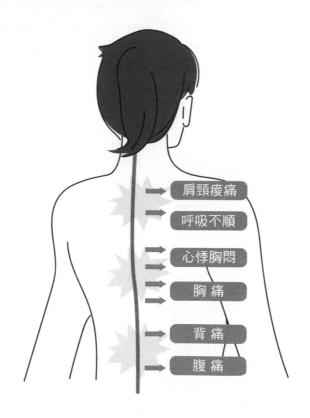

肩頸痠痛

呼吸不順

心悸胸悶

胸痛

背痛

腹痛

- 當腰椎神經受到壓迫時

常見症狀：腰痠、背痛、椎間盤突出、脊椎滑脫、骨刺、髖關節痛、臀部疼、膝蓋痛、腿無力、腿脹痛、下肢麻

說到腰椎問題，多數人就會聯想到腰痠、背痛、椎間盤突出、脊椎滑脫、骨刺等等問題，這些現象的產生主要是脊椎核心肌群的律動不足，因此支撐力不足，而產生滑脫、椎間盤突出、或產生骨性退化（也就是骨刺），其實腰椎神經受壓迫所產生的症狀遠多於這些現象（圖4）。

有許多髖部疼痛的患者常被診斷髖關節磨損或退化，其實是腰椎神經受壓迫所產生的症狀，所以部分髖關節手術後的患者還是會有髖部痠痛的問題，這類患者如果沒有恢復腰椎的自然律動，他的疼痛問題很難徹底解決。相反的，部分患者在神經紓解治療加上跑步訓練後，髖部的問題就緩解了而不需要進一步手術。

同樣的道理，髖關節手術或腰椎手術後的患者，如果沒有跑步維持臀部與脊椎的正常律動，很多人都會有緊繃不舒服，甚至腰痛腳麻的情形嚴重到需要開刀。雖然跑步的訓練無法完全解決手術後的所有不舒服，但是通常能幫助患者減輕疼痛到可以正常生活的狀態。

圖 4 常見的腰神經群症狀

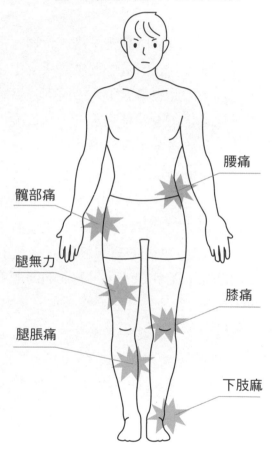

髖部痛

腰痛

腿無力

膝痛

腿脹痛

下肢麻

在門診中，臀部疼痛的患者也不少，大多數人以為只是梨狀肌發炎的問題，其實產生臀部疼痛的相關肌肉神經很多，梨狀肌只是其中一個因素而已。一個健康的臀部神經肌肉群，需要有脊椎的自然律動相配合，單靠止痛藥或者物理治療，有時候會讓問題越拖越嚴重，同樣地，這類的患者也常常需要腰臀的跑步律動訓練才能恢復健康。

又譬如說膝關節痛，很容易被誤以為就是膝關節有問題，其實有些患者是腰椎的問題所產生的神經痛，所以這一類患者他們接受膝關節的各種治療效果都不好，反而在腰椎問題解決之後再跑跑步，膝痛就好了。

 自律神經失調更要養成跑步習慣

自律神經失調的患者，我們除了給予神經調解治療之外，也都建議他們要建立跑步的習慣，因為跑步除了可以增強心肺功能等等好處之外，還能保持脊椎的良好律動，使得脊椎旁邊的自律神經節可以得到自然的調節，而全身筋骨也可以因為適當的跑步運動而釋放緊繃，進一步使腦神經與自律神經恢復正常的運作。

1.3 律動促進脊椎恢復神經正常功能

在治療疼痛與自律神經失調時，我們特別著重讓患者如何開始從走動到能夠跑跳。很多患者覺得很奇怪，為什麼要這麼積極的去走動或跑動，其實關鍵的要素，就是要恢復脊椎核心肌群的肌力與循環，並且使其中的脊神經恢復正常功能。

我們來談一下，常運動的人和不常活動的人兩者產生的問題差異何在。如果是常運動的人發生的問題，常見的是脊椎與肢體的律動左右不對稱而發生肌肉神經的疼痛問題，或者是因為運動所產生的痛風類困擾（請參看本書「5.2 跑步者應留意尿酸值瞬間上升」、「5.3 透過脊椎律動修正左右不對稱」），或者脊椎律動不完整而產生兩側壓力不同所產生的疼痛，或是因為過度拉筋而發生肌肉神經失調的情形（請參看「5.1 運動前冷拉筋，反而容易運動傷害」），只有極少數是因為運動傷害直接帶來的問題。

而不常活動的人所產生的問題，像是手腳不協調、容易同手同腳、脊椎僵硬、律動困難，或者骨盆控制行動的肌肉神經失調，甚至腿部的活動有問題，如果不適當處理，會進一步導致不良於行的情形。

從多年治療各種疼痛與自律神經失調的經驗中，我們發現很多問題都與脊椎的律動不足有關。事實上很多老化的現象，都是從脊椎律動不足慢慢的積累，造成脊椎僵化，進而產生各種症狀，可以說人未老，脊椎先老。

1.4 如何讓脊椎產生自主的律動？

　　脊椎的律動有助於維持脊神經的正常功能，那麼推動脊椎的力量來自哪裡呢？答案就在從腳到肩臀部的肌肉群運動鏈結所產生的律動，也就是骨盆與臀部的核心肌肉與神經群的運作，臀部的動力向下驅動大腿小腿與足部的動作，同時向上驅動脊椎核心肌群的運動（圖 5）。如果脊椎與肩臀部的配合不當，除了會引發上半身的各種症狀，也會產生臀部與下肢的疼痛，造成行動不便或運動失調情形。

　　因此，學習有效運用從腳到肩臀部的律動，是維持脊椎健康的關鍵要素，而跑步的訓練就是維持臀部動力最簡單有效的工具。

圖 5　脊椎的自然律動：
　　　　下肢、骨盆、肩膀

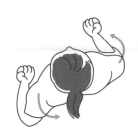
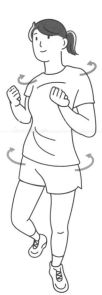

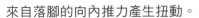
來自落腳的向內推力產生扭動。

1.5 脊椎的影像檢查僅供參考

　　脊椎的正常律動是維持脊神經健康的關鍵因素，但是脊椎的異常並不是用影像檢查都能看得出來，其中分為三大原因。

• 影像檢查無法呈現神經症狀

1. 脊神經的問題多數與脊椎影像檢查的正常與否沒有對等關係。

2. 脊椎有問題多數是機能性問題，也就是律動不調和導致的神經症狀，並不見得有實質的脊椎異常，所以影像檢查無法呈現。

3. 脊椎間有旋轉肌、多裂肌與其他細短的神經肌肉群，它們發生纖維化、鈣化、或拉傷，會產生很嚴重的緊繃或疼痛，這類問題除非鈣化產生骨刺，大多無法在影像中顯示出來。相反的，影像檢查正常，並不代表脊椎的機能或者脊椎肌肉神經就是正常的。

• 檢查有問題，與症狀不一定有關係

　　所以，臨床上有很多患者，雖然在脊椎影像檢查顯示有些許問題，但是與他的臨床症狀並不相吻合；相反的也有一些

患者，明明就有脊神經問題的症狀，但是影像檢查卻一直都是正常的。

　　因此，一般講到脊椎的問題，就指向脊椎滑脫、解離、或椎間盤突出，其實是以偏概全，因為有症狀大多數是肌肉神經機能性的問題。換言之，多數的脊椎症狀，都是可以透過脊椎律動的訓練，達到緩解或痊癒的狀態。

1.6 脊椎的被動理療，治標不治本

現在因為頸部或腰部不適，而接受各種按摩、整脊等物理治療的患者很多，雖然這些治療在初期可以達到紓解緊繃痠痛的效果，但都是屬於被動性的治療，所以多數患者經過一段時間之後，狀況還是會繼續惡化，療效越來越差，時效越來越短。

因為脊神經與脊椎的活化，無法以被動的方式達到目的，脊椎的核心肌群由深層肌肉，例如多裂肌、旋轉肌、與各群直立肌組合而成（圖6），而且他們需要律動來維持健康，而不是依賴按壓拉扯。

● 要活就要動，不能只靠按摩

相反的，外力過度操作拉動扭動脊椎，反而會傷害脊椎的深層纖細的肌肉與神經群，產生更嚴重更廣泛的緊繃或疼痛。

俗話說要活就要動，規律的自主脊椎律動，是保持脊椎健康的唯一途徑，其他被動的去放鬆或者伸展，往往只是一時的效果，有時候操弄過頭反而會傷到脊椎，進而產生更嚴重的神經症狀。

圖 6 脊椎神經肌肉群

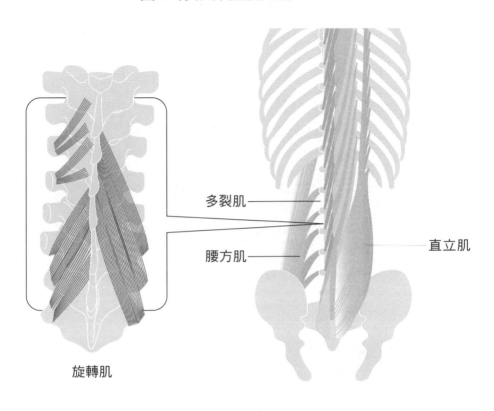

多裂肌

腰方肌

直立肌

旋轉肌

脊椎健康由多裂肌、腰方肌、直立肌、旋轉肌等脊椎核心肌群
在決定,而脊椎核心肌群無法以被動的方式達到深層肌肉的活
化,例如脊椎整復或牽引,下腰拉筋。

第 2 章

能走、能跑、能跳，
人生是彩色的！

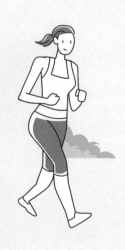

能走的人不一定能跑，但是能跑的人一定能走，
跑跳是日常生活中最高階的活動，
活動到脊椎部分也最多。

本書核心宗旨：
什麼運動都好，但是能幫助患者恢復跑跳的能力，
才是最終的治療目標。

2.1 核心中的核心要怎麼訓練？

　　現在核心肌群的概念已經被大眾所接受，但是核心肌群並不是練練腹肌或者躺著擺一些姿勢就會有效。

　　核心肌群的特性，就是有耐力、不容易疲勞，並且有能夠快速反應的特性（圖1）。這些核心肌群中最核心的部分就分布在脊椎的附近，所以脊椎有問題的人會喪失平衡感、行動力變差、行動遲緩、容易疲累、也容易摔倒。

　　很多人以為腿腳沒力，就是膝關節或者股四頭肌肌少症的關係，以我們的臨床經驗發現，這些案例多數是脊椎的核心肌群衰弱，影響整體肌肉神經的運作所產生的現象。

　　在網路上，有很多訓練脊椎核心肌群的相關影片，但是，他們的動作多數繁雜而效果不一，其實大多數是作為其他運動的輔助訓練之用，所以單獨執行有些單調。

　　事實上，作為脊椎動物的我們，最重要的脊椎活動，就是從出生在地上爬、慢慢的練習站、然後走、最後可以跑跳，這些動作的關鍵要素就是脊椎律動與脊神經的作用。由於跑跳可以算是我們日常生活中最高階的活動，活動到脊椎的部分也最多，因此，在臨床上我們常常會以患者恢復跑跳的能力，作為最終的治療目標。

圖 1 核心肌群的特性

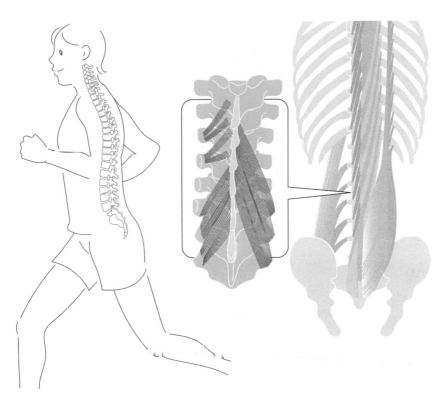

維持脊椎的自然律動，反應快，耐力強。

2.2 為什麼跑步是優先選項？

有很多患者會覺得運動的方式很多，為什麼我們會強烈建議去跑一跑？難道走路或快走就不行嗎？

大家知不知道走跟跑的區別在哪邊？這兩者的區別就在於跑步有跳的動作，也就是有那麼一瞬間兩腳都離開地面，這需要全身的力量協調與平衡感，兩者是不同的級別，尤其在核心肌群的運用差異很大，所以可以走的人不一定能跑，但是能跑的人一定能走。

在我們老化的過程當中，多數人首先失去的能力就是跑步，能不能跑步的關鍵因素，在於脊椎核心肌群的力量與平衡能力，一般人走得再多也無法取代跑步所產生的效果。同樣的道理，如果患者的治療，最後能夠恢復跑步的能力，那麼他的健康狀態必然達到相當的水準；以此類推，患者因為活動力下降而帶來的一些病痛，也可以得到相當程度的緩解或痊癒。

因此，對於慢性疼痛或者自律神經失調的患者，無論年齡多大，我們在治療中都會鼓勵他們站起來、走出去、跑起來。原本行動不便的病患在治療之後，我們建議可以試試扶著慢慢走，熟悉之後再扶著慢慢跑，而大部分的患者只要願意都可以辦得到。而在這個過程當中一步一腳印，他們也漸漸擺脫疼痛恢復行動能力。所以在我們之前有關疼痛

與自律神經失調的書籍當中（《這樣解痛，才是聖經》、《自律神經失調：冷處理抗發炎》），不斷的用各種案例，說明他們恢復跑步能力之後，變得健康又快樂。

我們會推薦跑步作為健康保養必選的另一個因素是跑步容易執行，可以在室內或室外，不受場地、氣候、環境等等限制，不需要有球伴陪伴，也不需要特定的場地和道具，就可以得到紓解身心壓力的效果（圖2）。此外，跑步的難易度很容易量化控制，再加上運動醫學的進步，以及智慧型手錶的普及，可以監控紀錄自己的身心反應與表現，所以，我們認為這是作為日常養生與衡量健康狀態的最佳選擇。

圖 2 跑步是自然成長過程

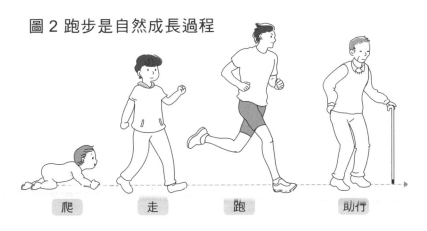

爬　　　　走　　　　跑　　　　助行

跑步的優點
- 跑步的自然成長過程：起身、扶手、走、原地跑跳、慢跑
- 恢復自然脊椎律動的最佳方式：從爬到跑
- 容易執行，室內室外皆可，不受場地環境限制
- 難易度易控，成果易累積，適合做為養生或各種患者的標竿

2.3 跑步的好處與壞處

　　跑步依照難易度可以分為快跑、慢跑、原地跑，對身體的影響可以分為生理與心理兩方面。在生理上的影響，以心跳為指標，通常分為五個區（圖 3），簡單的說，就是橫跨最輕鬆的有氧狀態到最困難的無氧狀態，如果你有心跳監測的工具或者智慧型手錶，就可以了解自己在跑步中身體處在哪種狀態。

• 有氧狀態下，身體負擔輕又持久

　　在輕鬆的有氧狀態之下，身體的負擔最輕也可以持續比較久，所以藉由這個狀態的跑步，作為主動修復身體機能的作用效果很好，特別是在開始流汗之後，身體的循環可以充分到達身體末梢。這種狀態通常可以帶動更好的血液循環，活化身體某些循環不好而缺血或缺氧的部分，特別是在脊椎深層的部位。

　　綜合以上，在跑步開始流汗之後，腰痛的患者會突然覺得腰痛緩解了，肩頸痠痛的患者也會覺得放鬆多了。除了身體以外，大腦也跟著放鬆，思路變得更清晰，我想這也是社會上很多菁英人士熱中跑步的原因之一。當然，流汗也是一種身體排毒的作用，所以有一些代謝疾病、或者免疫疾病的患者，也可以從中得到好處。

圖 3 運動強度圖

運動強度	相對應的運動	訓練效果
第5區 極限90%～100%	快跑	增強神經肌肉系統
第4區 辛苦80%～89%	跑步、慢跑	增加無氧能力與耐力
第3區 略出力70%～79%	走走跑跑、慢跑	增加有氧能力，改善血液循環
第2區 輕鬆60%～69%	快走、走走跑跑	增加代謝與耐力，燃燒脂肪，增強體魄
第1區 很輕鬆50%～59%	走動散步	幫助復原，改善整體的新陳代謝與健康

（第3區、第2區為「有氧區間」）

運動強度圖說明：

• 運動訓練的強度，如果以心跳來代表，通常可以分為五個區段：

• 最輕鬆的是第 1 區，大約是最大心跳的 50％到 59％，相當於散步的強度，這樣就可以幫助身體的復原。

• 第 2 區是最大心跳的 60％到 69％，相當於快走的強度，這時候身體的活動以有氧為主，因此可以長時間運動，幫助燃燒脂肪。

• 第 3 區是最大心跳的 70％到 79％，相當於超慢跑或慢跑的強度，可以訓練肌肉增加有氧能力。

• 第 4 區是最大心跳的 80％到 89％，約莫跑步的強度，這時候有相當比例的無氧運動，也開始會喘氣。

• 第 5 區是最大心跳的 90％到 100％，甚至更高，這時候是無氧運動，可以訓練快速反應肌肉，不適合長期運動。

談完跑步的身心好處之後，接著來聊聊跑步的生理副作用，這裡面包括心肌與心律傳導、凝血栓塞、溶血貧血、痛風類、與運動傷害。

• 無氧狀態下，副作用比較多

高強度的跑步會將身體進一步帶入無氧的狀態，這時候會使身體產生壓力反應，這是因為身體會產生一些微損傷與發炎現象，因此比較容易產生一些生理上的副作用：譬如影響心肌的循環與傳導，而產生心肌梗塞、心律不整等問題，也可能產生溶血造成缺鐵性貧血，也有可能增加凝血與栓塞的風險。

此外，跑步很容易產生瞬間血液尿酸升高而造成痛風發作，雖然大部分的人平時抽血檢查尿酸值正常，但是關節骨骼末梢血管的痛風依舊還在。這種原因的疼痛很常見，也很容易被誤以為是運動傷害，尤其是發生在膝關節、踝關節附近的痛風，很容易被誤以為是關節磨損，而使患者產生對跑步的恐懼與排斥。

當然，非競賽級別的一般跑步也有可能造成運動傷害，依照我們的臨床經驗，這種情形通常與跑步的姿勢或習慣有關，其中有些人是因為跑步前過度拉筋所產生的副作用，一般人遇到這種問題，通常經過調整與適當的治療就可以痊癒。

2.4 跑步要到什麼程度？

跑步激烈的程度若以心跳為指標，建議選擇有氧為主的區域上下（大約是最高心率的 60 ～ 80%，或每分鐘 100 ～ 130 下，圖 3），訓練的方式是一般慢跑、超慢跑、或脊椎律動，基本目標是間歇或持續 15 ～ 30 分鐘（或出汗 10 ～ 20 分鐘）。

對於慢性疼痛的患者（無論是否開過刀），或者自律神經失調的患者，我們推薦的跑步方式是休閒的一般慢跑，現在流行的超慢跑也可以。

• 舒服地跑才能修復身心

對於需要強調脊椎律動訓練的患者，我們會調整他們的姿勢，變成以脊椎律動為主的跑動或走動。一般人追求養生健康，可以選擇自己最舒服的方式去跑。跑步的姿勢因個別體型有很多變化，除非是有競賽的需求，一般人通常不用刻意追求什麼完美的跑姿。

跑步的激烈程度，關係著我們所追求的目標。如果是追求健康與養生，那麼通常我們可以藉由心跳的監控，讓身體處於有氧為主的代謝狀態之下，這個狀態身體的壓力最小，自我修復能力最高，所以我們建議的心跳區域，以有氧（第 2 至第 3 區間），也就是我們個人最高心跳的 60% 到 80%

左右，通常這個區間的心跳大約是每分鐘 100 到 130 或 140 下，這個區間以有氧運動為主也帶有一些無氧的訓練，簡單的說，以有氧修復作用為主，又帶了一點增進體魄的無氧作用，所以這個區間對於休閒與養生來說已經足夠了。

• 用智慧型手錶來監控

那麼要跑多久呢？依照個人的狀態，可以從少量多次開始，也就是每次跑半分鐘到 5 分鐘，一天數次。

例如行動不便、或者長年不運動的人，可以從每次半分鐘、每天 4 ～ 6 次開始，然後日積月累慢慢的進步，以達到每次 5 ～ 10 分鐘、每天兩三次，最終，我們建議的基本目標是每週跑 3 ～ 5 次，每次 30 ～ 60 分鐘，或者以流汗 10 ～ 20 分鐘以上。

如果按距離來估算，基本目標大約是每次 2,000 ～ 5,000 公尺，我們並不一定要從頭跑到尾，可以輪流走一走跑一跑，只要可以流汗 10 ～ 20 分鐘，就可以達到基本促進健康的目標。

跑步時間與頻率建議

初　　期	每次 0.5 ～ 5 分鐘	一天 4 ～ 6 次
進步期	每次 5 ～ 10 分鐘	一天 2 ～ 3 次
目標值	每次 30 ～ 60 分鐘， 或流汗 >10 ～ 20 分鐘， 或距離 2 ～ 5 公里	一週 3 ～ 5 次

　　如果你有興趣，也可以使用更專業的智慧型手錶或者心律跑帶，來監控自己的運動過程與進步的狀態。目前習慣跑步的人多了，也更講究一些跑步的科學數據，譬如說步頻，我們認為一般人的休閒養生的跑步的步頻約在每分鐘 140 ～ 160 步左右就可以了，因為我們的目標區是使身體的代謝在有氧的狀態下為主，如果步頻太快，有可能讓心跳加速，變成無氧代謝的比例太高，此外步頻太快跟不上，可能被迫減少步幅，也會影響全身脊椎的律動，使得你的脊椎律動少而導致動作太集中在四肢上面。

　　剛開始跑的時候，如果太喘可以走一走、跑一跑交替活動，先讓身體熱起來，自然就不會太喘，這也代表你已經熱身了，如果還是適應不了，也許你應該先仔細的檢查一下身體的健康狀況。很多病人關心跑步前的熱身問題，原則上休閒的跑步以有氧為主屬於熱身運動，反倒是太積極的去做靜態拉筋以為那就是熱身運動，反而容易產生運動傷害。

2.5 跑步時要穿什麼鞋子？

跑步的時候要穿什麼才好呢？如果是在家裡小跑或原地跑，即使是赤腳也可以（想用瑜伽墊赤腳跑也是可以的，舒適即可），而在戶外最好還是穿運動鞋比較安全。

鞋子的選擇，建議鞋底硬度要夠，避免太軟，尺寸不宜太小，特別要避免太軟的氣墊鞋，以減少腳踝或膝關節的扭傷。有的鞋子足弓墊很高好像有保護足弓的作用，但是有些人穿了反而因為壓迫足弓部位的神經，而衍生足底痛的問題。

我們不建議穿平底鞋，因為如果腳的動作不合適而容易引發足底痛，這種情形就是俗稱的足底筋膜炎，雖然主要的問題是神經痛與足底筋膜無關，對此詳細內情有興趣的讀者可以參閱我們之前的著作《這樣解痛，才是聖經》（第112頁）。

圖 4 跑鞋的選擇

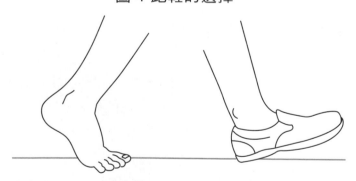

跑步時可以赤腳或穿鞋，但避免穿氣墊鞋、過軟的鞋底、尺寸太小或足弓墊過高的鞋子。

2.6 認識跑步的姿勢

　　跑步的姿勢應該要怎麼樣才正確呢？答案是因人而異，即使是同一個人也會因為條件不同而改變姿勢。人體是由 206 塊骨頭連結而成，所以每個人的構造都會有些差異，此外，很多人的身體結構左右不對稱也會影響到跑步的姿勢，所以並沒有一種完美的姿勢適合所有的人。

　　因此，想要追求 100％正確的姿勢，期待 100％避免所謂的運動傷害是不切實際的想法。我們更需要的是去了解跑步當中身體各個部位在不同姿勢之下所產生的影響。

圖 5 脊椎的自然律動

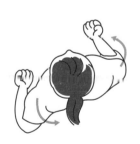

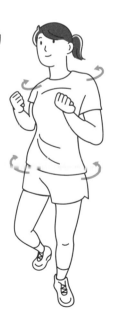

跑步是由軀幹的扭動，
肢體的推拉，還有跳的
循環所產生的結果。

· 跑步是扭動推拉跳的一連串循環

如果我們分析跑步中身體的律動，將之拆解成幾個元素，那麼可以說跑步是由軀幹的扭動（圖 5）、肢體的推拉，還有跳的循環所產生的結果（圖 6），也可以說跑步的初始是走路加跳。所以，剛開始跑步的人通常都會有走路的影子，這是自然的演變，要說姿勢錯誤是有一點言重了。

隨著跑步能力的進展，多數人就會慢慢脫離走路的影子，所以，對於老人家或者已經很久不運動的人，我們會先鼓勵他們從有一點走有一點跑開始訓練。

圖 6 走路和跑步動作分解

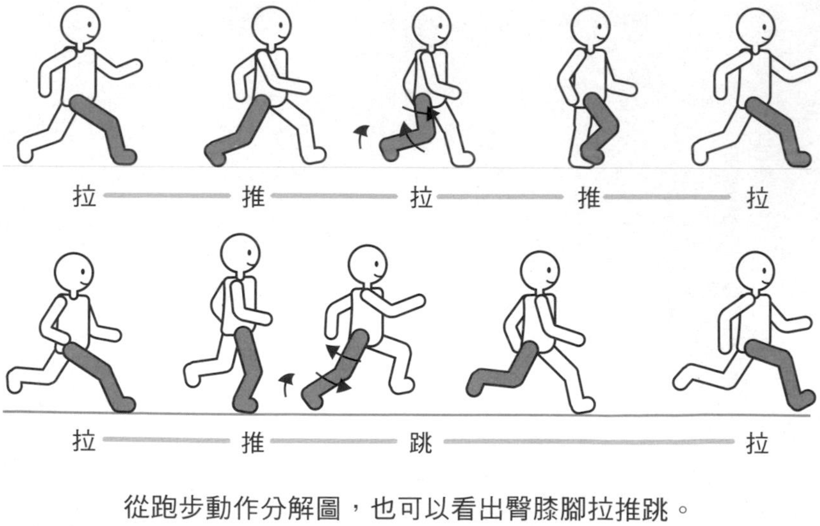

拉 —————— 推 —————— 拉 —————— 推 —————— 拉

拉 —————— 推 —————— 跳 —————————— 拉

從跑步動作分解圖，也可以看出臀膝腳拉推跳。

• 走路或跑步主要是從肩到臀為主的扭動與擺動

　　不論走路或跑步，原則上我們都應該要抬頭挺胸，對於大部分有脊椎問題的患者，我們會明確要求他們把下巴抬高到水平面。至於跑步的時候手應該怎麼擺呢？跑步的時候擺手的方式雖然看起來有很多種，但是基本上是擺手與擺肩的組合運動（圖7），所以可以是從「擺手」為主的動作到「擺肩」為主的動作，在這兩個極端當中產生不同程度的組合。

　　通常走路或競速以擺手為主，因為手的擺動可以幫助前進的速度，而慢跑與長跑則以擺肩加擺手的混合動作為主，由於肩膀的擺動比手臂的擺動省力，所以有的長跑選手會變動不同的組合，讓身體的不同運動鏈結有輪流工作與休息的機會，以避免長期使用固定的肌群而容易產生疲乏。

　　跑步時大部分的人都是肩擺動配合手臂的擺動，以我們的運動結構分析，手臂的前後擺動越大，肩膀脊椎的擺動就越小；相反的，手臂的擺動越小，肩膀與脊椎的擺動自然就越大。

　　就競賽的跑者而言，手臂的前後直線平行擺動會增加跑步的速度，但是較費力，所以適合於短跑衝刺。若手臂的擺動小，肩膀圍繞脊椎的擺動就會比較大，這樣比較省力，所以，雖然長跑選手大多數合併手臂的擺動加肩膀的擺動，以得到速度與耐力的優勢，但是也有少數選手以肩的前後擺動為主。

整體而言，選手在長跑時可以在加速的時候增加手臂的擺動，而在維持耐力的時候增加肩膀的擺動以節省體力，一般人只要了解這個原則大概就夠了。至於長久不活動而失去手腳協調的患者，或者有脊椎彎曲或長短腳的患者，他們的擺臂或擺肩需要按個別的狀態去調整。

• 臀膝腳連動的拉推跳

跑步時下肢的律動可以視為拉、推、跳三個元素的循環（圖6），腳在身體重心的前面時產生拉的作用，腳在身體重心的後面時則產生推與跳的效果。

因此，前腳伸的太前面，就會跟走路一樣用腳跟產生拉的作用；相反的，前腳落在重心的上面，就會產生墊腳跳的反應，所以我們原地跑的時候自然就會墊腳。至於我們的前腳應該要落在哪個位置有很多種說法，一般人依個人的習慣覺得舒服就好了。

在臨床上面，我們教導個案調整跑步或其他運動時，最重要的觀察部位是兩腳的夾角（第3章圖5）與腳掌觸地的位置（圖8、圖9）。因為，有很多腰臀疼痛患者、跑步或騎腳踏車的膝關節痛患者、或者腳踝習慣性扭傷等患者，他們的問題來源是因為體質結構的特性，使得腳步需要有一點外八讓身體的律動比較平衡，以減少局部的過度壓力所產生疼痛的問題。

圖 7 手與肩的扭動與擺動示意圖

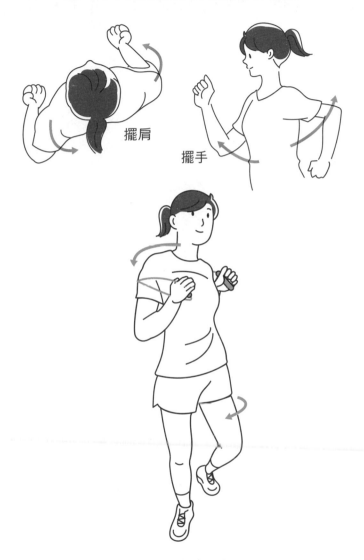

擺肩

擺手

以脊椎為圓心點做有規律的擺動

2.7 減輕跑步時的衝擊力，轉化為推力

對於跑步前腳掌落腳的方式，雖然已經有很多研究但是還存在很多爭議。依照我們對解剖學的了解，跑步或走路時腳掌觸地的位置正常情形自然在外側 1/3（圖 8），這是因為我們小腿與腳踝的結構，使得我們提腳時腳掌的外側自然比內側低。

· 自然落腳，跑步壓力最小

因此，自然落腳接觸地面首先是腳掌的外側 1/3，也就是腳趾頭四、五指後的掌部到足弓外側（圖 9）先接觸地面，然後再轉到腳掌的內側，最後由腳大拇趾後掌部到足弓產生推與蹬的動作，這個腳底的細微動作可以緩衝跑步前腳著地時產生的三倍體重的作用力，然後在身體重心之後反轉為推力幫助前進。

所以，跑鞋太軟或者腳掌沒有些許外八，很容易會減少推力或者扭傷腳踝。進一步說，沒有轉移壓力而直接落腳在腳趾掌或足弓上，容易造成小腿拉傷或者腳痛。

圖 8 跑步時落腳的秘訣

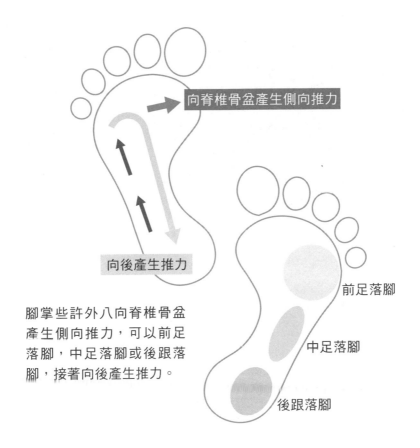

向脊椎骨盆產生側向推力

向後產生推力

前足落腳

中足落腳

後跟落腳

腳掌些許外八向脊椎骨盆產生側向推力，可以前足落腳，中足落腳或後跟落腳，接著向後產生推力。

• 小心！足弓墊成了腳痛的禍首

臨床上，我們也經常碰到患者想要用足弓墊保護足弓，結果足弓過度承受壓力使得足痛越來越嚴重，他們通常在適當的治療，並且棄用足弓墊之後就好了。甚至有些專業運動選手習慣在跑步的時候前腳落在腳跟，這時候吸收衝擊力的主要部位是在大腿，而對小腿的衝擊力比較小，但是，前腳從腳跟直接轉到足弓向後推的效率會比較低。

依照我們的臨床經驗與對解剖學的了解，一個可行的調整方式是腳掌略微外八，前腳落在腳跟的外側 1/3，然後沿著腳掌的外側 1/3 一轉向足弓內側以化解衝擊力，然後將部分力量從足弓向後化為推力（腳步特寫，請掃 QR 看影片）。

腳步特寫

總體來說，前腳落腳的方式會影響跑步推力的模式，雖然很重要，但是要改變長年的習慣有時候反而會產生運動傷害；不過，想要調整跑步落腳方式的朋友，可以參考我們的建議試試看。

圖 9 跑步時落腳的選擇

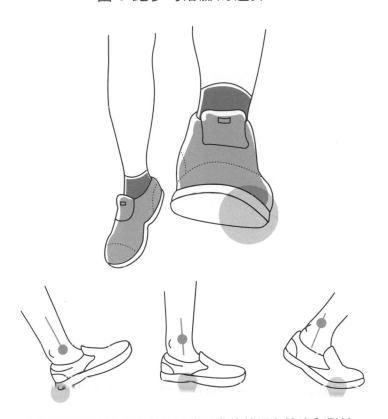

小腿與腳踝的結構使得提腳時腳掌的外側自然比內側低，
可以緩衝跑步前腳著地時產生的三倍體重的作用力。

第 3 章

快快快！
加入脊慢跑和
脊健走的行列

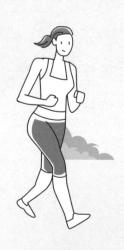

許多現代人喪失了脊椎的自然反射與律動，

無形中影響日常行動的協調能力。

脊慢跑是以全脊椎律動為目標，

不會有過度衝擊、有助於放鬆身心、緩解慢性疼痛，

對於改善自律神經失調的效果更好，

堪稱是全方位輔助解痛速效而極簡的運動法。

3.1 讓身體動起來，跟病痛說 by-by

在長年接觸慢性疼痛與行動不便患者的經驗中，我們發現這類病患絕大部分要脫離病痛的折磨，除了治療之外，最關鍵的保養就是要讓身體動起來。俗話說，要活就要動是很有道理的。

• 跑出活力，擺脫病痛的能力變強大

多年來我們幫助許多患者，從行動不便的狀態，經過逐步治療與調整，最後甩開疼痛並蛻變為跑步的愛好者。所以，我們治療的目標也是以患者的活動能力作為指導，這有兩層意義，一則是患者治療後感覺好一些，自然就會活躍起來；另一則是越活躍，患者擺脫病痛的信心與能力就越強。

我們發現大部分的患者經過治療與一般的慢跑訓練，就可以恢復相當的運動能力從而緩解疼痛。

• 病痛根源是脊椎神經系統不健康

有很多患者反應，經過一段時間自我訓練，雖然在跑步流汗的時候感覺很暢快，但是休息之後覺得有些部位還是有點不舒服。經過深入的觀察與探討，我們認為，患者要恢復

行動力大幅度甩開慢性疼痛，要克服的關鍵要素，就在如何恢復整條脊椎的律動能力。

雖然，我們可以藉由介入性的治療增加脊椎的活動能力，但是，終究需要適當的運動以增進患者的健康狀態。大多數的慢性疼痛雖然來自周邊神經受刺激，但是，他們的根源往往來自脊神經系統的不健康。通常是因為脊椎核心肌群的律動能力不好而僵化、纖維化、甚至鈣化，進一步影響脊椎與周邊神經血管與肌肉的功能，而產生各種疼痛與自律神經失調的症狀。

3.2 脊椎律動跑法最能改善疼痛

我們指導患者，從站起來、走出去，到跑起來的過程當中，我們的訓練重點，就是喚醒患者的脊椎的自然反射，引導他們恢復正常的活動能力。 在我們的經驗中，有很多運動確實都可以幫助患者，但是，沒有一種運動能夠像跑步一樣，同時具有容易學習、調整、與執行的優點。

• 跑一跑，身體就會告訴你該怎麼做

開始的時候，很多患者心裡的疑問是，我應該怎麼跑呢？大部分的時候，如果你已經有跑步的經驗，那麼，只要去跑一跑，慢慢地，你的身體自然就會告訴你應該怎麼做最舒服。

最需要關注的是慢性疼痛與自律神經失調的患者，他們絕大多數已經失去跑跳甚至走動的能力，這時候，他們問題的關鍵並不是肌少症，或者哪幾塊肌肉太少的關係；真正的問題是，他們失去了脊椎的正常反射與自然律動，進而影響到他們走路或跑動的協調能力。 剛開始訓練的時候，他們會顯得同手同腳或者不知所措，這時候，我們會指引他們如何利用自然的反射能力去帶動行走，或者跑動的能力。

• 為帶動脊椎自然反射與律動而跑

因此，我們指導患者的走動或跑動時，跟一般人的運動有本質上的不同，我們的指引是以脊椎的自然反射與律動為重點，我們命名為脊椎律動跑步（簡稱脊慢跑或脊跑）或脊椎律動走步（簡稱脊健走或脊走），所以，在動作上與一般人的習慣會有明顯的差異。

一般的走路與跑步雖然對我們的健康很有助益，但是，強調脊椎的律動幫助更大。多數患者需要我們針對個別脊椎的運用狀況逐步調整，所以希望我們能夠將這些動作的細節寫出來、畫出來、或者拍攝出來，讓他們比較容易學習，因此，在這本書裡面，我們會把脊跑與脊走做細部分析。

3.3 脊椎律動跑步，要怎麼跑？

　　脊慢跑或脊健走是以脊椎的律動與反射為標的，所以這樣的跑步減少了向前推動的肢體動作，而增加整個脊椎的律動扭擺能力（參見第 2 章圖 7）。訓練脊椎律動可以用走路、跑步、或原地走、或原地跑來執行。

・ 減少手臂擺動，增加脊椎律動

　　以脊慢跑為例，並不求快，本質上，這樣的運動就是一種熱身運動，目的是使得你的心肺與脊椎都活絡起來，所以，原則上並不需要做額外的熱身運動。我們特別反對在脊椎還沒有活絡以前就做一些靜態拉筋的動作，這樣反而會增加脊椎受傷的機會。

　　我們的目標是脊椎的律動，所以跑步的姿勢會跟平常跑步的姿勢不太一樣。脊慢跑的時候要抬頭挺胸略收小腹，腰臀部收緊身體略向前傾，我們特別要求抬高下巴（切莫縮下巴）到水平面（圖 1）或者再高一點，以避免頭的重量給頸椎帶來太多負擔，而影響頸椎的自然律動造成僵硬。

　　在增進脊椎律動的前提下，手的擺動要最小化，而肩膀圍繞脊椎的擺動要最大化，所以，手肘彎曲夾角 10 ～ 90 度置於身邊，手肘貼近身體，掌心向內或向上以利於抬頭挺胸。運動時要減少手的前後擺動，甚至可以讓兩手貼近前胸（圖 2），或者用彈力帶來固定手臂減少手臂的前後揮動（圖 3）。

圖 1 下巴位置

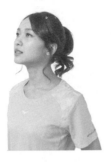

下巴微抬，高於水平。

圖 2 兩手貼胸

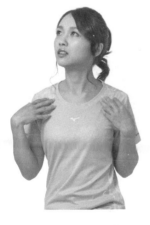

減少手的前後擺動，
兩手貼近前胸。

圖 3 彈力帶輔助

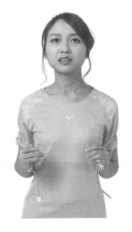

雙手貼在腰際可使用彈力帶
避免兩手臂過度晃動。

· 肩膀對著骨盆，放鬆擺動交叉

依我們的經驗，脊椎律動有障礙的患者特別需要彈力帶的幫忙，藉此學習肩膀、脊椎、臀部、與下肢的協調與律動。在理想的訓練狀態下，肩膀的活動是由脊椎律動來帶動，而手臂是跟著肩膀律動而完全放鬆。整體上來看，肩膀對著骨盆交叉活動，配合脊椎的擺動（圖4）。

圖 4 脊椎律動方式

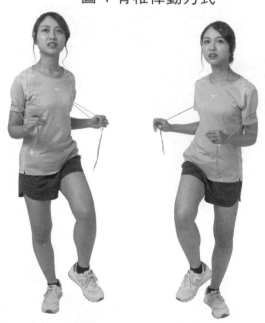

整體上來看，肩膀對著骨盆交叉活動，配合脊椎的擺動。

我們知道，脊椎的自然律動與擺動的力量來源是下肢的活動，為了最大化脊椎律動的動力，我們特別注重腳部的動作。首先，腳跟靠近，兩腳腳尖要打開約 20 度到 60 度，至少維持一些外八的角度（圖 5），讓我們落腳的時候產生內側分力，向上傳導對骨盆與脊椎產生扭力，至於應該開幾度才好，取決於個人體型的差異與前進的速度。

所以，走動和原地跑的時候角度可以開大一點；快跑或前進速度快的時候可以小一點，因為只要些許角度，快速前進的側向分力足以帶動脊椎的律動。此外，原地跑或踏步時，兩腳膝關節也可以稍微張開，以增加臀部與脊柱核心肌群的律動，而產生脊椎的扭力。

圖 5 兩腳位置

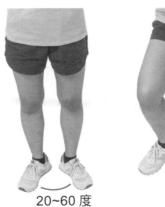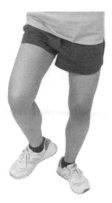

20~60 度

兩腳腳尖要打開約 20 度到 60 度，讓落腳時產生內側分力向上傳導，對骨盆與脊椎產生扭力。

3.4 脊椎律動跑步時要如何呼吸？

跑步時的呼吸方式決定於耗氧量與二氧化碳含量，在平常的環境與正常的心肺功能下大致沒有問題，只要不要過度換氣或換氣不足，或者不會感覺頭暈或太喘就可以。

大部分人在跑步的時候呼吸的節奏是兩步呼吸（圖6），也就是呼氣時左右各一步，然後吸氣時左右各一步，也可以左呼右呼然後左吸右吸。此外，也有三步呼吸或四步呼吸等等，各有其道理，其實只要覺得順暢都可以。

• 以呼吸平衡雙腳強弱，效用奇妙！

呼吸的方式會影響我們身體左右律動的比率，為了清楚明確控制左右核心運動鏈，我們建議兩步或四步呼吸（圖6），以利腦脊髓神經反射對身體左右律動的整體反應。

另外，我們建議呼吸的節奏由弱側腳（通常是左腳）啟動，這樣有助於強化弱側肢體與脊椎的律動訓練。在經過一段時間的訓練之後，可以增加弱側的協調反應與力量，同時也可以減少過度使用慣用側所帶來的運動傷害與疼痛問題。

圖 6 跑步時的呼吸方式

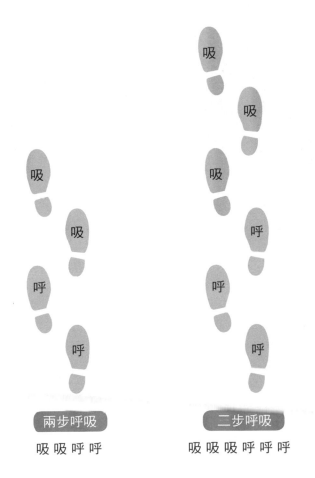

兩步呼吸

吸 吸 呼 呼

三步呼吸

吸 吸 吸 呼 呼 呼

建議兩步或四步呼吸，以利腦脊髓神經反射對身體
左右律動的整體反應。

3.5 脊椎律動跑法要領完整圖解示範

　　脊椎律動跑法分為兩大類，沒有離地踏步的是脊椎律動走步（簡稱脊健走或脊走），有離地跑步是脊椎律動跑步（簡稱脊慢跑或脊跑），跟一般人的跑動有本質上的不同，主要是以脊椎的自然律動與正常反射為目標（圖 7、圖 8）。

• 核心觀念

- 本質就是低速全身性熱身運動，不額外熱身拉筋運動。

- 以全脊椎的律動為目標，減少衝擊、放鬆身心，是核心中的核心運動。

- 減少直線推拉前進或跳動的動作，目標是脊椎整體的自然扭動。

- 抬下巴將頭的重心置於頸椎，以便頸椎輕鬆活動，釋放頭肩頸的壓力。

- 胸部略往前傾，方便下巴抬高向前看。

- 從腳到臀部到腰到肩膀的協調律動。

- 落腳於足弓的外側，以利向內推動骨盆與腰椎的扭動。

• 脊慢跑或脊健走的建議

- 脊椎律動走步或脊椎律動跑步（圖 7、圖 8），步頻從每分鐘健走 80 ～ 100 步到慢跑 140 ～ 160 步，心跳在每分鐘 110 到 140 下左右即可（有氧區域為主）。

- 長者或行動不便者在扶助下從每天 4 ～ 6 次、半分鐘的間歇走（跑）開始。

- 行動無慮的少運動者從每天 3 ～ 6 次、3 ～ 5 分鐘的間歇跑開始。

- 基本目標建議每週 3 ～ 5 次，身體脊椎律動出汗 15 ～ 30 分鐘。

圖 7 脊慢跑示範（1）彈力繩輔助

以全脊椎的律動為目標，減少衝擊、放鬆身心，
是核心中的核心運動。

抬頭挺胸收小腹、微抬
下巴、視線偏高、身體
略向前傾。

左右肩肘前後交叉擺動，
同時帶動對側膝（臀）。

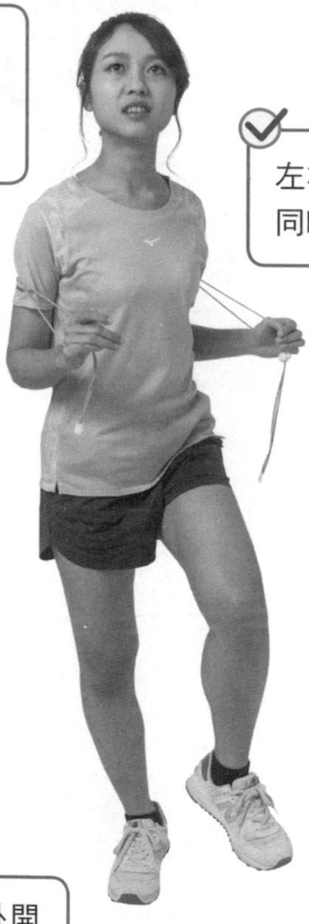

兩手肘彎曲夾角
10～90 度置於身
邊，可用彈力帶協
助挺胸固定手臂。

腳跟靠近，兩腳尖外開
夾角約 20～60 度（前
進越大步、角度越小）。

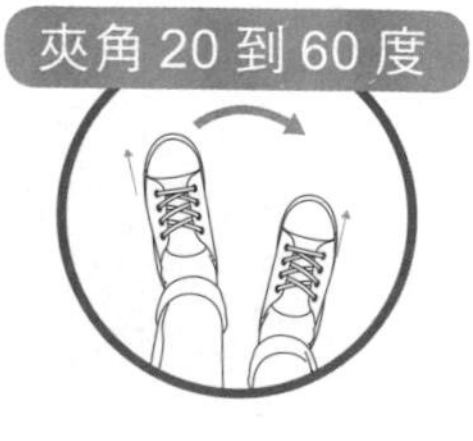

夾角 20 到 60 度

圖 8 脊慢跑示範（2）手臂貼身

減少直線推拉前進或跳動的動作，目標是脊椎整體的自然扭動。

抬頭挺胸收小腹、微抬下巴、視線偏高、身體略向前傾。

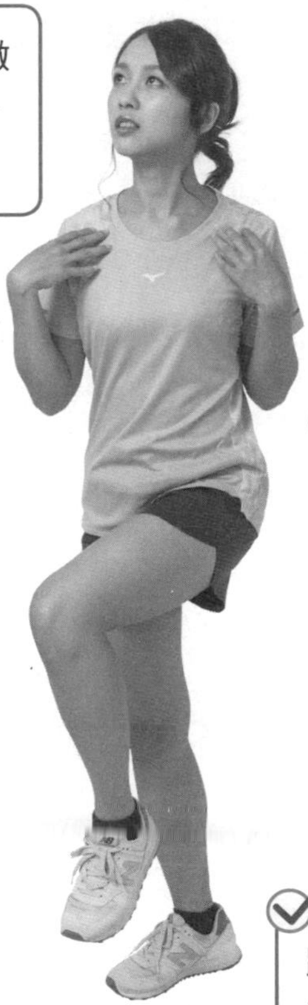

兩手輕握，放在胸前，手臂貼近或貼住上身。

跑（走）時落腳在腳掌偏外側（第4、5趾掌位置）。

• 四種脊慢跑或脊健走示範影片

分享四種脊健走和脊慢跑的示範影片，原地貼胸脊健走或原地貼胸脊慢跑、貼胸脊健走或貼胸脊慢跑、原地輔助繩脊健走或原地輔助繩脊慢跑、輔助繩脊健走或輔助繩脊慢跑。

圖 9-1 方式❶原地貼胸脊健走或原地貼胸脊慢跑
★掃 QR 看示範影片

圖 9-2 方式❷貼胸脊健走或貼胸脊慢跑
★掃 QR 看示範影片

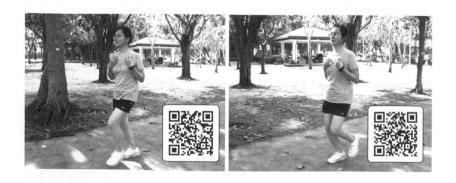

圖 9-3 方式❸原地輔助繩脊健走或原地輔助繩脊慢跑

★掃 QR 看示範影片

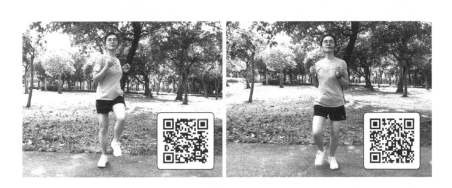

圖 9-4 方式❹輔助繩脊健走或輔助繩脊慢跑

★掃 QR 看示範影片

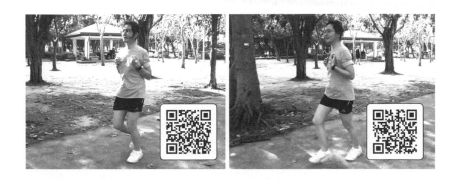

3.6 從放鬆脊健走到快樂脊慢跑

剛開始練習脊健走或脊慢跑的時候，足部落腳點只要覺得舒適就可以了。經過一段時間練習，如果你已經掌握了跑步或者脊椎律動的方式，那麼可以進一步將落腳的動作做得更細膩。

脊健走時，腳掌外八，前腳可以落在腳跟的外側 1/3，落腳後力量轉向腳掌內側給脊椎一個推力。脊慢跑時，腳掌略微外八，前腳落在腳掌的外側 1/3（見第 2 章圖 8、圖 9），然後沿著腳掌的外側 1/3 轉向足弓內側以化解衝擊力，並且儲存動力在脊椎的扭動中，最後腳掌向後，由腰臀將部分力量從足弓轉化為向前的推力。

• 循序漸進，享受脊椎核心律動

開始學習脊健走或脊慢跑的時候步幅不用太大，原地或小碎步就可以了，經過一段時間練習變得習慣之後可以跨大一點。步頻的設定寧可慢一點，在脊健走的時候每分鐘 75 到 100 下，在脊慢跑的時候每分鐘 140 到 160 下就可以了，這樣才好沉靜的感受全身上下與脊椎核心的律動，更能放鬆身心。

現在，智慧型手機都可以下載步頻 APP，有興趣的朋友可以用來調節自己覺得最舒適的節奏。休閒養生運動的目標是讓運動過程落在有氧運動區間（最大心律的 60％～80％，見第 2 章圖 3），設定的心跳大約是每分鐘 100 到

訓練脊慢跑的四個階段

階段一	原地擺手踏步
階段二	原地脊健走
階段三	慢跑或超慢跑
階段四	脊慢跑

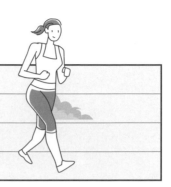

訓練脊慢跑的重點提醒

頻率	每週 3 到 5 天
心律	每分鐘約 100 ～ 140 下
時間	初期階段以少量多次為原則，習慣後基本目標為一次 30 分鐘左右，或出汗 10 ～ 20 分鐘
步頻	原地踏步 75 ～ 100 下，原地跑步 140 ～ 160 下
距離	2 ～ 5 公里

140 下，如果你有智慧型手錶或心率帶可以監控與紀錄那就更好了。

• 視個別差異，設定進步目標

至於一次要跑多久或跑多遠呢？有跑步習慣的朋友可以設定 2 到 5 公里或 30 到 50 分鐘。少運動而行動無虞的朋友可以從每次 3 到 5 分鐘、每天 3 到 6 次開始，不要太急，用幾天的時間讓身體慢慢習慣。至於年長者和行動不便的朋友，可以在有扶手或安全輔助的情況下，每次半分鐘到 1 分鐘、每天 3 到 6 次試試看。

整體而言要一步一步慢慢來，我們設定的基本目標是一天一次，每週 3 到 5 天。如果每次脊健走或脊慢跑可以達到流汗 10 到 20 分鐘以上，大部分慢性疼痛（尤其是腰痠背痛、肩頸痠痛）與自律神經失調的患者到了這個狀態，都會感覺他們身體的不舒適與緊繃感可以得到明顯的紓解。

至於一開始不太熟悉或無法順利律動脊椎的朋友，我們建議可以先從原地擺手踏步開始練習。一段時間之後，當身體的協調已經恢復，可以進一步原地踏步脊健走。幾天或幾週之後，當體力越來越好，也掌握脊椎律動的技巧，則可以嘗試跑起來，慢跑或超慢跑都可以，如果沒有問題，最後就可以練習脊慢跑。

圖 10 循序漸進訓練脊慢跑

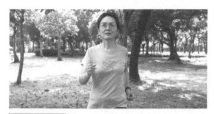

 ❶擺手擺肩

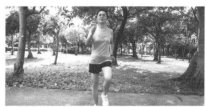

 ❷原地擺手踏步

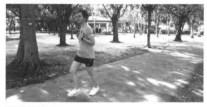

 ❸輔助繩脊健走

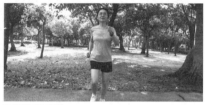

 ❹原地擺手跑

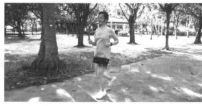

 ❺擺手慢跑

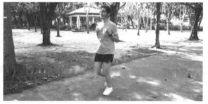

 ❻輔助繩脊慢跑

從❶擺手擺肩、❷原地擺手踏步、到❸輔助繩脊健走,以及❹原地擺手跑、❺擺手慢跑,到❻輔助繩脊慢跑,循序漸進,請掃 QR 看示範影片。

3.7 脊慢跑與一般慢跑的差異

多年來，我們重視訓練患者的脊椎律動能力，主要是給許多因為年老、病痛或手術而失去脊椎協調力，導致產生各種疼痛或行動不便的患者，一個簡單有效不受限制的療癒性運動。

• 愛跑步的你，不妨用脊慢跑來跑跑看

至於其他健康活力滿滿愛運動的朋友，也可以試試看作為一個健康運動的選項，愛跑步的朋友也可以試試看，感受一下不同的律動方式。

其實，我們觀察路邊的跑者，或者影片中的知名國際長跑選手，可以看出來，其中有些人早就已經習慣以脊椎律動為主的跑動，因此，他們的擺手方式與其他人不同。所以，如果你已經天生有這樣的習慣，那麼依我們的介紹去做，你可能立刻心領神會。

圖 11 一般跑步和脊慢跑的差異

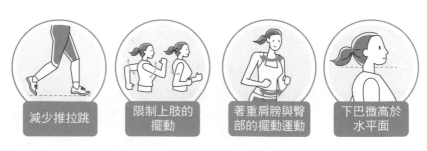

| 減少推拉跳 | 限制上肢的擺動 | 著重肩膀與臀部的擺動運動 | 下巴微高於水平面 |

圖 12 脊慢跑的好處

 解除慢性疼痛

 改善自律神經失調

 放鬆腦神經

 訓練心肺機能

 改善末梢循環

 增強有氧機能

 使神經肌肉活化再生

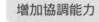

增加協調能力

主動修復疲勞

療癒性運動

放鬆身心與釋放壓力

衝擊少、效率高

簡單容易執行

不受場地限制

• 活化整條脊椎放鬆身心

總體而言，以脊椎律動為核心的跑步與一般跑步的差異，在減少以直線前進為主的肢體推拉與跳的動作，而著重核心中的核心運動，也就是脊椎骨盆到腳的運動鏈，因此，我們要盡量限制左右手臂的相對擺動，以達到脊椎律動的最大化。

簡單的講，就是用腳步推動肩膀與臀部的相對運動，進而帶動脊椎的整體律動。也就是說，我們要用最少的衝擊去帶動頸椎、胸椎、腰椎整條脊椎的律動，來達到放鬆身心、幫助修復、解除疼痛、與改善自律神經失調的效果。

在這裡特別要指出一點，脊慢跑與一般跑步不同，為了要放鬆肩頸活絡你的頸椎，記得要抬起下巴讓頭的重心落在頸椎之上，這樣就可以讓頸椎與肩膀可以輕鬆自然的律動，以釋放低頭工作讀書而造成的頭肩頸的緊繃與壓力。

第 4 章

最有效的對症：
脊慢跑指南

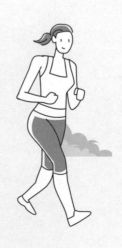

脊慢跑的訓練目標，

是恢復身體的脊椎神經與肢體的律動。

所以，對於頭肩頸痛、胸背痛、腰痛、

關節脊椎手術後痛、膝腿腳痛等不同的部位，

以及駝背脊柱側彎、長短腳、左右律動不對稱等，

只要針對個別症狀做脊健走或脊慢跑姿勢的微調，

就會是最簡單、最有效的對症運動。

4.1 頭肩頸痛、顳顎痛

微仰頭脊慢跑，放鬆頭頸神經、顳顎關節

做法：抬高上顎、上唇或鼻尖，並放鬆下顎到感覺上下顎
分開

　　以肩頸痛、頭痛、咬合不正、牙齒磨損、顳顎痛、或者胸背痛為例，我們要讓患者能夠放鬆頸神經、顏面神經、三叉神經、舌下神經、與舌咽神經的壓力。所以，頭部的重心需要保持落在脊椎上面，將注意力放在抬高上顎並放鬆下顎，使額頭的位置要比平常稍微退後（第 3 章圖 1）。

　　要怎麼達到這樣的目的呢？最簡單的方式，就是抬高額頭、上顎、上唇或鼻尖，並放鬆下顎直到感覺你的上下顎分開。一般的情況之下，如果我們頭向下或前傾，上下顎自然會咬緊，因此，3C 的重度使用者除了頭肩頸的疼痛問題之外，也常見牙科的問題（牙齒磨損、咬合不正、顳顎痛）。

　　所以，脊健走或脊慢跑時，我們試著將頭的重心調校到脊椎的上方，那麼上下顎自然容易分開，這樣就可以放鬆咀嚼肌，減少顳顎關節與牙齒的緊張磨損（圖 1），而顳顎的放鬆也可以減少三叉神經、顏面神經、舌下神經，以及舌咽神經的壓力。因此按以上的細部調整就可以一面跑，一面放鬆你的頭頸部，包括淺層與深層神經與顳顎關節和咀嚼肌。

請注意一下，這個時候你的目光在水平面以上，所以需要用餘光去注意一下左右或地面是否有障礙避免摔倒或碰撞，如果事先可以選擇一個平坦而無障礙的空間當然更好。

圖 1 上下顎鬆開

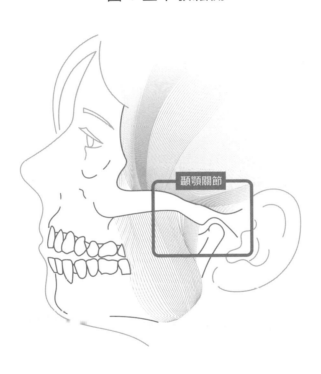

顳顎關節

上下顎微開可以放鬆顳顎關節與咬合肌，改善疼痛與自律神經失調。

4.2 胸背痛

單手抬高脊慢跑，放鬆頭頸和胸腰神經

做法：抬高單側手臂讓手肘的位置在肩膀以上，通常是患側優先，累了換手

　　對於肩頸痠痛、膏肓痛、或者胸悶心悸、氣喘的患者，除了頸椎放鬆，也需要活動胸椎與腰椎。所以，一般的跑步姿勢可能效果有限，因此我們要在跑的時候，抬高一側的手臂讓手肘的位置在肩膀以上，通常是患側為主優先訓練，累了也可以換手。兩隻手一起抬高不見得比較好，一次一邊輪流做就可以了（圖2、圖3、圖4）。

圖 2 單手抬高示意

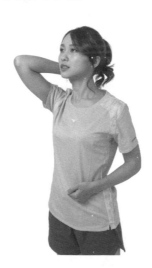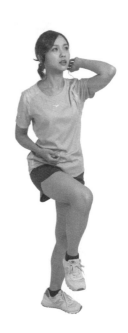

圖 3 原地單手抬高踏步

★掃 QR 看示範影片

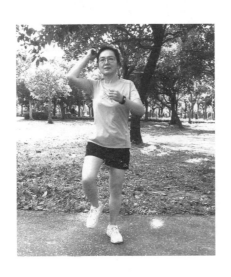

圖 4 單手抬高跑步

★掃 QR 看示範影片

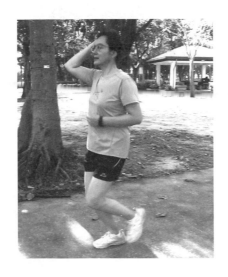

4.3 腰痛、脊椎滑脫、椎間盤突出、骨刺、腰椎手術過

活化脊椎、改善循環，不戴護腰放心跑

做法：學會脊健走或脊慢跑的姿態，兩腳步伐要比平常更外八

　　有腰痛、脊椎滑脫、椎間盤突出、骨刺、經歷過腰椎手術、或者受傷的患者，他們通常有脊椎核心肌群退化、纖維化、鈣化造成支撐力不足，而壓迫到神經產生各種疼痛、無力、或緊繃的不舒服。大部分的患者以為腰不好，所以要減少活動減少負擔，事實上我們的身體一向是用進廢退，活動減少意味著脊椎核心肌群沒有適當的活動，反而退化長骨刺更嚴重。

　　以骨刺為例，很多人以為一活動就會讓骨刺刺到神經反而容易腰痛腳麻，其實骨刺是脊椎核心肌肉肌腱的退化鈣化現象，適當的脊椎律動可以增進局部循環活化筋骨，反而有助於改善病情、緩解症狀。

● 脊慢跑是腰痛者最好的修復運動

　　所以要解決這些問題，最根本的方式就是恢復脊椎的律動能力，進而活化脊椎核心，這樣才能真正擺脫這些痛苦。

對於這類患者，我們建議他們試試跑步的效果，雖然大部分的患者或家屬，一開始對於我們的建議都露出難以置信的表情，但是只要願意試一試，絕大部分的患者在治療後馬上練習跑，不但可以減少疼痛，甚至可以加速痊癒，而且日後他們就可以用跑步作為保養脊椎的工具。

大部分有腰椎問題的患者都經常束著護腰而不敢放鬆，其實這樣反而會影響腰椎肌群的律動與循環，反而容易退化僵硬，甚至長出骨刺，使得腰痛問題每下愈況。為了要最大化訓練與活化腰椎核心肌群，第一個要學習的項目就是要調整走路或跑步時腳的姿態，因為腳的姿態會影響下肢、臀部與脊椎的運動特性。

因此，通常患者一開始時的跑動重點，就是在學習兩腳比平時更外八的步伐，也就是學習如何用腳的力量去推動脊椎與臀部的律動。一旦他們走路或慢跑時，習慣下半身的律動，就可以將上半身的律動方式結合上去，這樣效果更好。

至於脊椎律動有障礙的患者，可能需要從原地踏步開始熟悉四肢與脊椎的協調，經過一段時間的訓練與治療之後，通常就可以進步到輔助下的原地跑（借助椅子或牆壁的輔助，圖5），到了這個階段，多數患者已經慢慢進步到具有跑步能力的狀態。有很多患者原本腰痛的困擾造成他們行動不便，在經過這樣的訓練與適當的治療之後，不但解決疼痛問題，而且體能也變好了，身心狀態因此變得更年輕。

4.4 關節脊椎手術後痛、膝腿腳痛

脊慢跑首重腳臀協調，並加強抬膝能力

做法：用椅子輔助，跑步時腳部與臀部要協調，同時加強抬膝運動

在門診中，也有一些膝關節或髖關節手術後行動不太便利的患者，疼痛與行動不便是他們求診的主因，這類患者我們一樣都是以治療到可以跑步為標的。

圖 5 輔助行走協調訓練

1 準備一張有椅背且穩固的椅子或桌子。

2 一隻手扶著椅子或桌子，另一隻手隨著原地踏步順勢擺動，手、膝盡量擺高。

3 換手反覆做，每 1 至 2 小時重複數次，抽空隨時做。

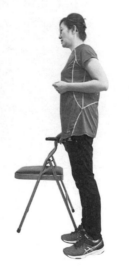
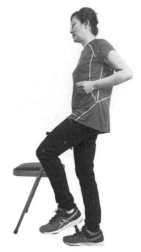

一開始的時候，除了走路或跑步時要求他們腳步與臀部的協調之外，我們額外要求他們，加強抬膝的能力（圖 5、圖 6，或掃描 QR 看示範影片）。經過這樣的訓練，多數患者的行動力可以達到正常的水平，也就是說外觀上，旁人不仔細看，看不出來他們曾經換過關節。

圖 6 下肢擺手起膝

1 站立。

2 原地踏步，大幅擺手，膝蓋抬高，持續走 1 至 3 分鐘。

3 每 1 至 2 小時重複數次，抽空隨時做。

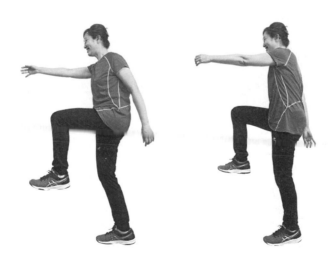

4.5 駝背 + 脊柱側彎

弱側舉手脊慢跑，駝背與脊柱側彎的救星

做法：先訓練手腳腰臀的全身協調能力，再進階弱側舉手脊慢跑，讓肩膀低的弱側手肘抬高過肩，手痠了就放下至腰際

　　慢性痛患者中合併有駝背或脊柱側彎的個案很多。有的是因為脊椎不正影響到周邊神經的功能而產生各種疼痛問題；相反的，有的是因為慢性疼痛影響行動力造成脊椎的律動失調，一段時日之後，脊椎的核心肌肉退化產生駝背或其他脊柱彎曲的問題。

• 從手足無措到脊椎自然律動

　　這類的患者如果沒有下肢長短腳的問題，可以直接在治療後訓練他們恢復走動，如果練習順利可以接續跑動的訓練。絕大部分的病人在恢復跑動的能力之後，他們的駝背或者脊柱彎曲問題也可以得到明顯的改善。在我們過去的案例中，有的人甚至可以恢復到幾乎完全正常。

　　同樣的，一開始他們的訓練是以腳步和手的自然擺動為主（圖 10 或掃描 QR 看示範影片）。通常剛開始他們的協調能力不好，很容易同手同腳甚至手足無措，但是經過幾個禮拜的治療與訓練以後，大多數可以恢復手腳與脊椎的自然律動能力。

到了這個程度，我們就可以將難度升高到跑動的能力，這樣一來他們的脊椎核心肌群的訓練更有效率，駝背與脊柱側彎的情形也可以大幅改善。由於脊椎通常往一側彎低造成低肩，因此我們也鼓勵患者在行走或跑步時加強低肩一側的舉手活動（參見圖7、圖8、圖9），以加強脊椎核心弱側的活動力，改善脊柱側彎的情形。

圖 7 單手抬高示意

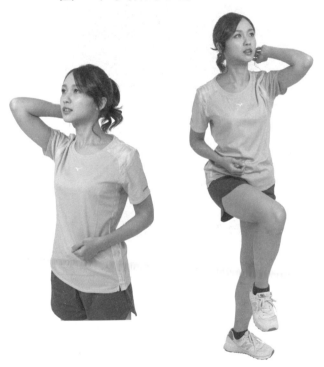

　　在行走或跑步時，抬起低肩側的手，可以強化脊椎核心弱側的活動力，改善脊柱側彎。

圖 8 原地單手抬高踏步
★掃 QR 看示範影片

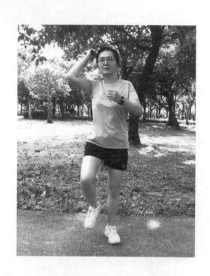

　　慢性痛患者中合併有駝背或脊柱側彎，當能原地擺手踏步後，進一步可以原地單手抬高踏步訓練。

- 抬頭挺胸收小腹、微抬下巴、視線偏高、身體略向前傾。

- 一隻手放在腰際，另一隻患側或低肩的手抬高，手肘過肩，抬高的手累了，可以換手。

- 先以腳步和手的自然擺動為主，再恢復到手腳與脊椎的自然律動能力。

- 腳跟靠近，兩腳尖外開夾角約 20 ～ 60 度（前進越快、角度越小）。

圖 9 單手抬高跑步

★掃 QR 看示範影片

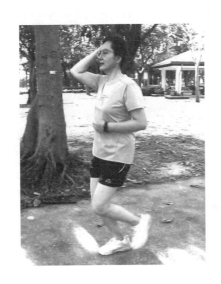

　　脊椎不正影響到周邊神經的功能而產生各種疼痛問題的人，進階版是建議採取單手抬高跑步。

- 抬頭挺胸收小腹、微抬下巴、視線偏高、身體略向前傾。

- 一隻手放在腰際，另一隻患側或低肩的手抬高，手肘過肩，抬高的手累了，可以換手。

- 難度升高到跑動的能力時，脊椎核心肌群的訓練更有效率，脊椎不正將慢慢調回正常。

- 腳跟靠近，兩腳尖外開夾角約 20 ～ 60 度（前進越快、角度越小）。

4.6 長短腳 + 矯正鞋高

訓練原地脊慢跑，恢復身體自然律動

做法：先矯正鞋高，練習落腳和擺手協調，恢復身體律動

　　如果是有長短腳問題的患者，除了常有下肢與脊椎的問題，也有可能影響頭肩頸的平衡而產生各種症狀。如果情形嚴重到明顯影響他們的行走穩定性，我們就會建議穿著矯正鞋，或者先試著用兩腳穿著不同高度的鞋子來幫助他們矯正。

• 身體越是不平衡，更要嘗試脊健走或脊慢跑

　　在兩腳高度矯正之後，就可以建議他們進行腳步與擺手的協調訓練。在理想的狀況之下，通常他們都可以訓練到原地踏步（圖 10），或者在輔助下可以跑步（例如單手扶著椅子或牆壁行走或跑動）。一旦他們的手腳與身體的律動恢復正常，他們的疼痛問題才能夠徹底根治。

　　總之，不論是生理上的長短腳落差，還是身體不平衡造成的長短腳，原則上都可以嘗試脊健走或脊慢跑（圖 11）。

圖 10 原地擺手踏步

訓練腳步與擺手的協調性，
初期可以只做原地擺手踏步。

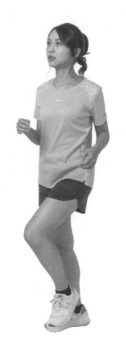

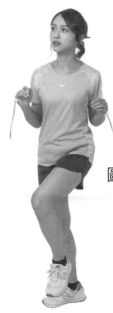

圖 11 原地輔助繩脊健走

手腳與身體的律動恢復正常，
可以嘗試脊健走或脊慢跑。

4.7 左右律動不對稱

強化弱側肢體，訓練全身平衡律動

做法：要注意保持非慣用側的落腳狀態，並多活動非慣用側的手腳

在臨床上，我們發現不見得慢性痛患者都是不愛運動的，相反的有一些愛好運動的朋友，還是經常受到各種疼痛的困擾。依照我們的經驗，這類的患者有很高的比例有身體左右律動的不平衡的問題。

• 非慣用側使用太少導致身體不平衡

事實上，大部分的人都有慣用的一側，譬如說偏用右手偏用右腳，這種先天的本性會使得我們在行動的時候，左右兩側的肢體運動鏈結強度不太一樣，因此對於身體左右產生的壓力也不一樣，也就是說，有時候是慣用側使用過度產生問題，有時候是非慣用側使用太少而產生問題。

對於這樣的患者，我們首先要檢查兩腳落腳的差異性，通常在兩腳外八的走路姿態之下，左右兩腳張開的角度會明顯的不一樣。我們知道在不同的角度所使用的肌肉神經與關節的關係會有所不同，這是產生疼痛問題的常見因素。

弱側要訓練，更要活化整體脊椎

在我們臨床的經驗中，弱側也就是非慣用側會張不太開，一旦發現這種情形，我們會建議他們在走路或跑步的訓練時，要注意保持兩腳平衡，尤其是非慣用側（例如左腳）的落腳狀態，並且要多活動非慣用側的手腳，將有助於強化弱側肢體以及肢體鏈結的律動訓練。

當然，有時候是慣用側（例如右腳）產生問題，這種時候需要調整的可能不是只有腳步，可能需要從頸椎到腰椎到骨盆的走動跑動姿態，做仔細的分析與系統性治療，才能從根本上解決他們的困擾。

第 5 章

丟掉舊觀念，
愛上脊慢跑

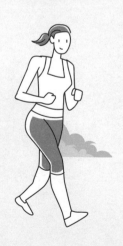

拉筋可以當成跑步前的熱身操嗎？

怎麼會越跑越痛？痠痛又該怎麼緩解？

其實輕鬆跑步就是熱身運動，冷拉筋對身體傷害大；

跑步痠痛絕大多數是身體僵硬，左右不對稱等造成的。

只要多喝水、補充電解質、避開痛風飲食，

輕鬆脊慢跑反而有助排毒、加速身體復原，

活化全身細胞粒線體，抗老化更年輕。

5.1 運動前冷拉筋，反而容易運動傷害

常有患者會問，跑步之前需要做什麼熱身？跑完以後需要做什麼收身操？首先我們需要先了解什麼是熱身操，大部分的人以為拉筋伸展筋骨就是熱身操，才能夠減少運動傷害，事實上這樣做大都屬於靜態冷拉筋，這樣的習慣反而更容易產生各種運動傷害。

• 破解運動前後拉筋迷思

所謂的熱身，最重要的就是要讓心肺與循環活動起來，讓你的核心肌肉的循環活絡起來，所以緩慢跑步到流汗就是熱身，流汗之後你才可以簡單的伸展筋骨一下。在過去的臨床經驗中，我們遇過不少愛運動或者運動選手，因為太熱中於運動前的靜態冷拉筋，日後反而產生很多運動傷害與疼痛的問題，而這些問題通常在適當的治療與觀念的調整之後就好了。

在這裡給大家一個正確的概念：拉筋不等於熱身，尤其是靜態冷拉筋容易增加運動傷害，如果你對熱身很講究，那麼可以在熱身出汗後做一些動態拉筋的動作，例如小跑或馬克操。

跑步以後要不要收操呢？原則上，我們建議低衝擊低消耗的休閒養生跑步運動，跑完以後散散步、補充水分電解質大概就夠了，不太需要大費周章的拉筋收操，同樣的如果你有需要，可以輕鬆的做一些動態與靜態拉筋的動作。

跑步前拉筋伸展的習慣好嗎？

有跑步習慣的人大概都有跑步前拉筋伸展的習慣，他們以為這就是熱身，我們必須指出這是錯誤的觀念。

跟一般人的認知相反，脊椎被動伸展（肌肉放鬆下伸展，請參考《這樣解痛，才是聖經》Part 3）或冷拉筋（未熱身流汗後拉筋）很容易使脊椎核心肌群受傷，尤其是多裂肌與旋轉肌群，短而纖細容易拉傷，導致纖維化、鈣化、產生骨刺而壓迫神經發生問題，在我們接觸的案例中，有的病患甚至因此嚴重到下肢麻痺接近癱瘓的處境。

另外，在臨床上我們發現，跑步選手或有長年跑步習慣者，發生腰臀與下肢疼痛的情形常常與過度拉筋、過度使用滾輪、或過度使用按摩槍有關係。

所以，比較合理的方式就是以動態活動與動態拉筋作為熱身。

• 少活動和愛跑者，跑步痠痛原因不一樣

跑步的當下或之後可能發生一些疼痛或痠痛的問題（圖1），這些問題可以分為少跑者與常跑者兩個方面來討論。

少活動的人開始學習輕鬆跑步的時候，所產生的疼痛問題，絕大部分是因為神經肌肉僵化，一旦開始活動會牽扯到僵硬的神經肌肉而感覺到不舒服，所以大部分的症狀持續跑一跑，一旦流汗循環變好時反而會鬆開來，如果還是會不舒服，那麼有可能有些部位已經僵化不通無法活動開來，所謂通則不痛、不通則痛，這是需要治療的情形。

如果跑步後發生膝關節的疼痛，會使得大部分的人擔心關節磨損，其實不常活動的人走路或跑步時發生的膝關節痛，大多數都是膝神經痛且常合併有痛風的現象，只有少數是膝關節內的退化、免疫、或其他疾病問題所產生的症狀。

根據我們的臨床經驗，大部分的情形在活動開來之後反而對膝關節的神經群比較好，所以感覺膝關節痛的患者，即使是動過關節手術的患者，我們也都建議他們在治療後走一走跑一跑，結果大部分都會有不同程度的改善。

平時有跑步習慣的人一旦發生跑步相關的疼痛問題，他們的性質與其他不跑步的人有所不同。依照我們的經驗，常跑步的人疼痛的原因可以分為周邊神經痛、痛風類、左右施力不對稱、過度拉筋，以及其他肌肉骨骼的問題。

圖 1 跑步造成的痠痛

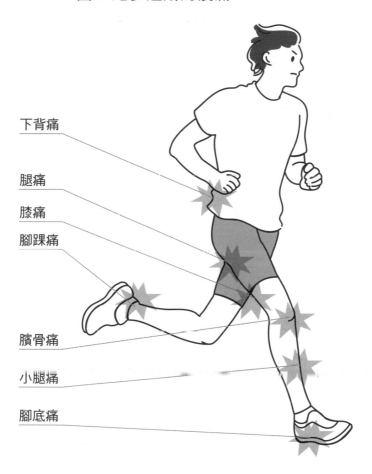

下背痛

腿痛

膝痛

腳踝痛

臏骨痛

小腿痛

腳底痛

有跑步習慣的人發生疼痛問題，大部分是周邊神經痛合併痛風類的症狀。為什麼說是神經痛？因為大部分痛的位置並不是問題的根源，而是來自其他部位的病灶所產生的神經反射，也就是所謂的移轉痛。這種痛是一個影子而非實體，真正的問題是在其他部位。也就是說疼痛的位置不見得是問題所在。

痠痛疲勞要怎麼處理呢？

跑步或走路後的痠痛疲勞要怎麼處理呢？我們不建議熱敷或泡熱水，詳細說明可以參照我們之前的書《自律神經失調：冷處理抗發炎》。

至於找人按摩並無不當，但是我們建議不要過度使用滾輪、按壓球、或筋膜槍，因為誤以為這些工具可以幫助復原導致過度使用，而產生慢性疼痛的案例很常見。除非情形特殊，否則輕鬆的走路與跑步反而有利於體內排出毒素，加速身體的復原。

5.2 跑步者應留意尿酸值瞬間上升

在跑步者的身上出現痛風類的問題很常見。因為跑步的時間拉長，會有溶血、脫水、代謝廢物等等情形，使得尿酸瞬間上升而產生肌肉骨骼末梢血管栓塞，導致產生缺血性疼痛、或痠痛、或脹痛的情形，這種現象如果去抽血檢驗尿酸，有將近一半的機會尿酸值是正常的，所以很容易誤以為跟痛風無關而當作是運動傷害，日後不斷治療卻又好不了。

我們遇過不少案例，腳踝或足部疼痛反反覆覆1、20年怎麼也治不好，但是當他們把飲食做調整，避免痛風性的食物之後慢慢的就痊癒了。

在這裡我們要強調，實驗室抽血是檢查尿酸值，並不能完全代表痛風，所以檢查結果正常是指尿酸值正常，並不代表你就沒有痛風或類痛風（請參考《這樣解痛，才是聖經》）。

我們臨床上對於痛風的診斷雖然會參考尿酸值，但是最主要的還是對疼痛點的仔細理學檢查並保持高度懷疑，即使尿酸值正常，一旦有懷疑痛風的可能性，就建議病人朝著避免食用造成痛風的飲食去做調整，以免花了很多時間與金錢在原地打轉。

5.3 透過脊椎律動修正左右不對稱

跑步或走路產生疼痛的另一個因素是先天左右不對稱，這會造成我們的運動鏈結左右不平衡而產生疼痛問題。

眾所周知，大部分的人天生左右就不對稱，所以肢體的疼痛問題發生在一側比較多，有些發生在右側為主，有些發生在左側為主。

• 身體不對稱，從落腳角度看出端倪

我們的檢查的方式，就是讓他們保持外八的角度走路或跑步，這時我們可以發現他們兩腳的夾角有明顯的差異。

通常有問題的一側是弱側會呈現角度不足的現象，少數的情形是慣用側；相反的，是因為角度太大而產生問題。這些現象所產生的疼痛問題，如果只是局部治療，大多只能緩解一時，很快的問題又會再來。

對於這類愛運動的病患，我們會鼓勵他們不要放棄跑步，但是要修正左右兩邊運動不協調的狀態，也就是要透過脊椎的律動訓練改善不協調。這些愛跑步的朋友經過調整與治療之後，大都可以恢復正常的跑步活動。

• 膝臀痠痛跟落腳角度關係大

在這裡我們特別要談一下跑者膝，依我們的經驗，跑者膝與長途騎腳踏車的膝關節痛產生的機制相似，疼痛發生在膝關節外側，但大多數問題的根源是在臀部與髖關節部位，大部分是因為落腳的角度，影響到臀部的運用而產生問題。

有些是因為過度拉筋而影響臀部肌肉的運用，所以對於常跑者我們會建議他們不要去做臀部的拉筋或滾筒按壓，但是要打開弱側的腳尖以改變下肢的運用方式。至於騎腳踏車的朋友，這種現象通常與使用卡踏有關，只要調整角度或放棄卡踏大部分都可以得到紓解。

5.4 多喝水、補充電解質、減少尿酸

運動後的營養原則是什麼呢？

根據不同運動的性質有所不同，在這裡特別要強調，避免產生痛風的飲食，我們會一而再、再而三的提到痛風，是因為有太多患者把痛風當作運動傷害或者其他問題弄得身心俱疲。

雖然現在大家都很注意肌少症的問題，而很重視補充蛋白質，但是蛋白質含量高的食物很多都是高嘌呤的食物，一旦你為了要多吃一點蛋白質希望能長肌肉，反而很容易產生各種肢體關節骨頭的疼痛，這種現象在老人家特別常見，即使喝了一點雞精雞湯也有可能因此吸收太多嘌呤產生痛風（痛風飲食注意事項可以參見《這樣解痛，才是聖經》第 156 至 157 頁）。

人體的尿酸值會隨著年紀而降低，所以到了中年以後才發生痛風而尿酸值卻一直正常的情形很常見，所以千萬要記住尿酸值與痛風不是對等的關係。

此外，運動後水分與電解質的積極補充有助於減少痛風的發作，同樣的道理，運動後喝酒反而會使身體脫水、影響代謝而增加痛風的發作。

5.5 活化身體機能與粒線體，抗老化更年輕

跑步跟其他的運動一樣，過與不及都有風險，說跑步是一種運動，更精確的說，它是一種涵蓋多種代謝狀態的運動。

• 有氧區間，跑出健康、甩開病痛

如果我們要跑得快、跑得遠，心肺與代謝的負擔會增加跑步的風險；相反的，如果我們只是要休閒養生，那麼控制我們的運動狀態在有氧區間附近，反而會有助於活化身體機能以及細胞裡的粒線體產生排毒與抗老化的作用。

簡單的講，跑得太快容易受傷，連續跑得太長容易老，輕鬆愉快的跑反而可以幫助甩開疼痛與自律神經失調的問題，也可以增進健康保持年輕。

• 關節疼痛或開刀者更要脊慢跑

當我們跟病人提起跑步這件事情的時候，病人的反應通常受到與跑步有關係的一些迷思或事實影響。最常聽到的是我的膝蓋不好不適合跑步，正如我們上一本書《這樣解痛，才是聖經》裡所說的，跑步與膝關節磨損沒什麼關係，相反的跑一跑反而膝關節會更好的情形更多。

有一部分是因為痛風性的膝關節痛，需要調整飲食與藥物治療。其餘的患者即使換了人工膝關節、或者人工髖關節、或者腰椎融合手術，我們還是建議他們跑一跑，這樣反而會活化脊椎，對緩解疼痛保持身體健康更好，至於跑了之後有些疼痛或不順的問題，依我們的經驗絕大部分都是可以排解掉的，請參見我們的著作《這樣解痛，才是聖經》。

　　在媒體上偶爾也會有跑步猝死的案例，這些情形與環境和體質有關，更重要的是他們多數是長跑的愛好者，所以身體的生理壓力其實很大。

圖 2 跑步對身體的好處

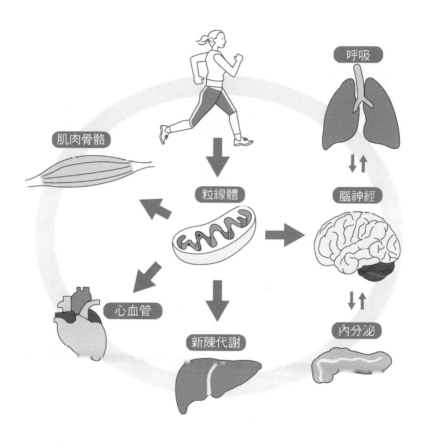

肌肉骨骼

呼吸

粒線體

腦神經

心血管

新陳代謝

內分泌

第 6 章

脊慢跑是具多重效益的運動法

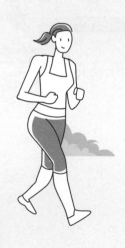

脊慢跑有助於：

訓練核心肌肉群、平衡身體鏈結、

紓解慢性痛、讓身心放鬆、增強體能……；

改善自律神經失調、控制三高、增加骨密；

能瘦腰、提臀、塑身、體態優美，

更能讓其他運動項目表現得更好。

6.1 身心放鬆的脊慢跑，能改善自律神經失調

胸悶、呼吸不順、失眠，跑步後重新找回自信

黃小姐，18 歲，學生

● 痛點：胸悶、呼吸不順、失眠、情緒不穩

● 病灶：胸椎神經第 3、4、9、10 節；腰椎神經；呼吸控制鏈

→詳見《這樣解痛，才是聖經》第 76 至 77 頁

從過去以來，對於自律神經失調，我們一直提倡跑步運動，因為跑步流汗有明顯的幫助。如果按照我們的建議事項，以脊椎律動的方式去跑動效果會更好，大部分的患者都會有全身放鬆的體驗（請參考之前著作《自律神經失調：身心壓力自救篇》）。

• 最好早上跑，跑出深層的身心放鬆

在這裡我們把執行的要點再說一遍，跑步的時間以早上為優先，黃昏以後的運動，有可能使某些人在交感神經興奮之後卻無法平復，反而會產生失眠的狀態。

在跑步的姿態上，首先，頭的重心要擺正抬頭，放鬆顧顎與頸椎的壓力，最好用彈力繩穩定上肢，幫助手臂與肩部放鬆；其次，請選擇較慢的步頻，調整你的呼吸為兩步呼吸，運用落腳的推力將動力從下肢傳到臀部、腰椎、胸椎，然後到達頸椎。打開手機的步頻 APP，全身放輕鬆，慢慢感覺身體從下到上的規律律動，幾分鐘之後你會覺得身心進到深層的放鬆。

我們建議生活壓力大、失眠、或者自律神經失調的朋友可以試試看，相信大部分的朋友都可以得到脊椎律動的好處。

以脊椎律動為主的跑步訓練的目標，除了可以增加協調能力、主動修復疲勞、放鬆腦神經，也可以應用在一些其他的項目。例如自律神經失調的患者，有身體緊張、無法放鬆、難以入眠、情緒失調等等問題，可以藉由脊椎的律動，讓身體從頭到腳發出協調性的低頻率的震動，因此採取的步頻可以慢一點，慢慢的身體的每一個部位就可以發出共鳴，就會感覺全身放鬆沒有壓力。

如果跑步時能夠維持身體流汗 15 分鐘以上，那麼紓壓的效果最好，可以在跑步後放鬆交感神經，對自律神經失調的療癒作用就更好。所以，我們對自律神經失調的患者極力推崇跑步的訓練，有關這方面的資料與案例可以在我們之前的著作裡得到相關的訊息（《這樣解痛，才是聖經》、《自律神經失調：冷處理抗發炎》）。

6.2 脊慢跑能瘦腰、提臀、塑身

　　想要瘦腰、提臀、塑身的朋友更應該試試看脊椎律動跑步的效果，因為這個律動的主要部位是脊椎到臀部以至於足部末梢，與一般跑步不一樣（請參閱「3.7 脊慢跑與一般慢跑的差異」）。

圖 1 脊慢跑訓練的背面
　　　核心肌肉

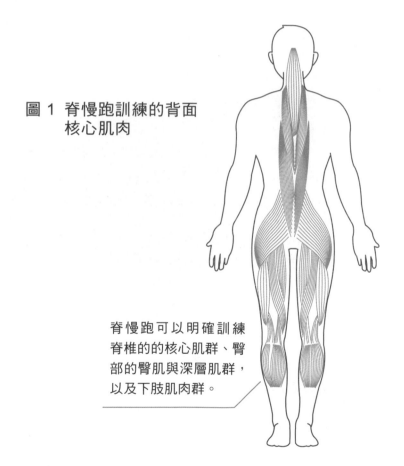

脊慢跑可以明確訓練
脊椎的的核心肌群、臀
部的臀肌與深層肌群，
以及下肢肌肉群。

一般的跑步往往手腳出力比重大，而臀部和脊椎的核心肌群律動少，所以塑身的效果有限。

脊慢跑是以脊椎與臀部律動為主的跑步，明確動用到腰臀部的核心肌群；也就是臀部的臀肌與深層肌群，以及脊椎的核心肌群為主要出力的肌肉。有一部分人天生不太會用這些臀與脊椎的律動，因此腰臀結構顯得鬆散，所以經由這個訓練，會比一般跑步有明顯的提臀瘦腰與塑身的效果（圖1、圖2）。

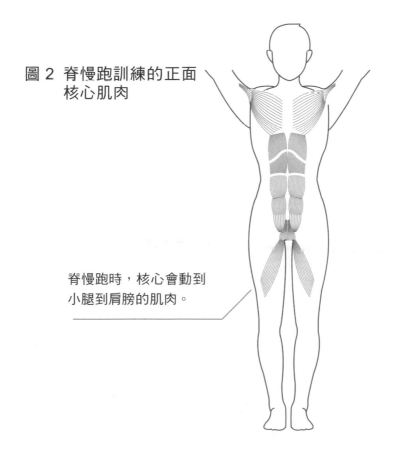

圖 2 脊慢跑訓練的正面
核心肌肉

脊慢跑時，核心會動到小腿到肩膀的肌肉。

6.3 脊慢跑可以讓走路姿態更優美

在我們的跑步與走路訓練中，落腳的角度建議是帶一點外八，這樣的建議可能會讓愛美的女生有點擔心是不是不好看或是讓骨盆變大，其實發育後的骨盆是不會變的，所以大家不用擔心，骨盆不會因此變大。另外，像芭蕾舞的美麗舞姿都是極端的外八步伐，經過芭蕾舞的訓練女性的姿態反而更優美，所以外八不是女性儀態的禁忌。

以我們多年來的臨床觀察，如果女性走路落腳呈現明顯內八，大都有臀部臀肌與深層肌群太弱的現象，所以她們通常臀型扁平，也很容易有腰臀部和下肢的一些疼痛問題，所以，有這類疼痛問題的女性需要我們額外指導她們腳步的訓練，才能徹底根治她們的疼痛問題。

一般而言，男性走路外八的比例高，男性這樣的走法，比較為大家所接受。女性走路外八，要如模特兒一樣表現優美，需要訓練走路的時候避免大腿張得太開，否則會變得像男生一樣大剌剌的，失去女性的優雅體態。

想要有好看的走路姿態，走路時腳跟盡量落在同一直線上，但是，落腳點略在腳的外側，以帶動腰臀的律動。這樣的方式就可以表現出女性搖曳生姿的一面。如果妳做不到，那是因為妳的脊椎與臀部的律動能力有限，因此經過我們脊椎律動的跑步與走路的訓練之後，妳很容易就可以掌握走路的律動方式，而調整到呈現妳喜歡的女性優雅步態。

6.4 強化平衡協調，讓持拍運動表現更好

打高爾夫球造成背痛，養成跑步習慣來保養脊椎

余先生，52 歲，公司主管

● 痛點：背部緊繃、前胸刺痛

● 病灶：胸椎第 8、9、10 節脊椎面關節有明顯壓痛

→詳見《這樣解痛，才是聖經》第 71 頁

　　跑步是其他各種運動的體能基礎，如果加上脊椎律動的訓練，那麼對於身體的協調與反應會有很大的幫助。

　　尤其是持拍的運動，他們的身體運用並不對稱，因此產生兩側脊椎核心的力量與協調並不一致，經過一般的訓練之後，很可能執拍一側更強而另一空手側較弱。由於整體的運動表現基本上由弱側決定，所以，如果不改善弱側的運動能力，一旦遇到瓶頸，再多的訓練也很難突破。

• 脊慢跑可以增進運動的協調性

　　脊椎的運用不對稱，自然而然在反應上也會因為一側較弱而變慢。另外，由於不對稱的運動，很容易在強的一側，

通常是慣用側（例如右側）過度訓練與使用而產生運動傷害，同時衍生慢性疼痛。這是因為左右下肢與臀部脊椎的核心肌群不平衡，經過長期訓練之後，強者越強反而容易產生傷害。

此外，不持拍的那一側，通常是非慣用側（例如左側）的脊椎核心肌肉群，如果沒有相對強度的訓練以使左右平衡，這樣不但會影響腳步和身體反應的敏捷度，也會影響持拍那一側的力量與穩定性。

同理，投球、揮棒、與揮桿的運動也是一樣，經常會有脊椎臀部核心肌群與神經控制不平衡的問題。以我們的經驗來看，這類病患多數會在投球、揮棒、持拍、或揮桿的慣用側或者強的那一側衍生運動傷害與急慢性疼痛。

在我們過去的經驗裡，也幫助過一些愛運動的朋友解決運動傷害後的急慢性疼痛問題，同時也幫助他們調整身體整體運動的協調性，而其中最基本的運動訓練，就是讓脊椎與骨盆的核心肌群能夠有相對稱的律動能力。

所以，有這類運動愛好的朋友們，可以試試我們的脊椎律動跑步，以幫助拉近左右兩邊的協調能力，減少不對稱運動所可能引起的運動傷害與疼痛問題。

6.5 音樂家愛上脊慢跑，改善慢性痛

**手指脹痛變形很久了，跑步、飲食控制後，
再度可以彈琴**

石女士，66 歲，資深鋼琴老師

● 痛點：手指脹痛變形、手腕痠痛

● 病灶：右頸肩、手腕神經痛、兩手指節痛風

→詳見《這樣解痛，才是聖經》第 62 頁

　　音樂演奏疼痛是多數音樂家的惡夢，有很多優秀的音樂家
因此而失去了演奏表演的能力。多年來我們也接觸過大部
分樂器種類的演奏家的疼痛問題。

• 脊慢跑列入音樂家的日常基本功

　　不同的樂器因為演奏的特性會產生某些特定的慢性疼痛問
題，例如小提琴家的左側肩頸與手的疼痛，鋼琴家的慣用手
指手腕僵硬疼痛與頭痛，管樂器則常見有肩頸痛與顳顎關節

問題，即使是聲樂家也可能有肩頸或胸背的不舒服而影響表現。

這些問題各有其特性，在我們長期觀察與治療的經驗之中，發現他們的共同問題根源是脊椎到下肢左右兩側的律動能力不足與不平衡，這導致他們慣用的肢體在長期的練習當中過勞，因而產生局部神經肌肉的慢性痛，進而影響他們的演奏能力。

這樣的案例，我們除了治療他們的疼痛問題之外，最重要的是訓練他們肢體與脊椎運動的聯繫，其中重要的一個部分就是身體兩側的脊椎與臀部核心肌群律動的能力與平衡。進行脊慢跑的練習，就是我們建議他們作為日常音樂訓練以外的基本功。

6.6 平衡身體鏈結，跑得快又遠、騎車更輕鬆

　　脊椎律動跑步的訓練可以幫助身體左右的控制（圖3），可以練習將主要的運動鏈切換到身體的左或右半邊，因此對於長時間或長距離的運動，例如長跑或長途騎車的時候，可以變換身體發力的部位以增進耐力與持續力，也就是我們可以藉由呼吸與落腳的變化，調整身體核心肌群使用的部位，以減少長期使用固定部位產生的疲勞甚至傷害。

　　譬如，我們的呼吸可以由左腳帶動（請參閱本書「3.4 脊椎律動跑步時要如何呼吸？」），經過一段時間之後換成右腳帶動，這樣就可以微調身體的出力方式；也可以在跑步或騎車的時候變換落腳的角度，這樣也可以微調我們身體的律動，使得我們長跑或長途騎車時可以順暢切換運動鏈結以保持體力。

　　同樣的，在快跑的時候，如果左右兩側的律動有明顯差異，弱的一側也會拖累整個肢體的反應與速度。這個問題不單純是兩手兩腳個別力量的差異有多少，而是連結手腳的脊椎律動的協調性才是最終決定左右兩側運動鏈結的差異有多少。所以，單純以訓練身體左右個別手腳肌力的重訓，並不能真的平衡身體左右運動鏈結的差異，因此對於整體的運動能力幫助有限。

圖 3 脊跑可以訓練身體左右的協調

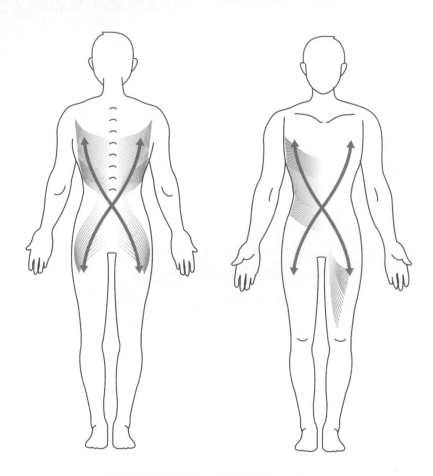

左腳會帶動右肩，右腳會帶動左肩。

6.7 沒有跑步習慣，先別急著挑戰重訓

　　近年來因為肌少症觀念的推廣，參與重訓活動的民眾越來越多，但是我們發現，在重訓時發生運動傷害導致慢性疼痛的案例也越來越多。

• 脊椎核心肌群衰弱或訓練不當

　　根據我們的臨床經驗，早年重訓後發生運動傷害的原因，多數是使用的重量過重而產生的副作用，近年來我們遇到的案例，多數不是使用重量過重，反而是因為身體脊椎核心肌群衰弱或訓練不當所導致，即使是一般常見的核心運動，因為少了脊椎的律動訓練，也會導致各種周邊神經的症狀，例如肩頸僵硬、胸悶心悸、呼吸不順、背痛、腹痛、腰痛等等各種不適。

　　這類患者除了治療之外，我們會建議他們在安排運動時加入足夠分量的跑步訓練，尤其是脊椎律動的協調訓練，身體核心部位有了這樣的基礎，比較能夠承受重量訓練所帶來的負擔。換句話說，我們認為大部分的人，如果沒有跑步的習慣，最好先別急著去挑戰重量。

6.8 容易入門，幫助控制三高、增加骨密

　　輕鬆慢慢的跑步也有助於骨質疏鬆、高血壓、心血管疾病以及糖尿病的病情控制，這些好處已經有太多的醫學證據了，執行上主要的困難是，有很多患者他們不知道如何讓自己跑起來。

• 低衝擊的脊健走或脊慢跑更適合所有人

　　正如我們前面所說的，跑步有先天的難度，如果走不順也就跑不起來。近日來超慢跑已經贏得了許多中老年人的青睞，也確實幫助他們控制高血壓、糖尿病，所以超慢跑也是一個值得嘗試的運動。

　　超慢跑的動作，雖然也是低衝擊的運動，但是手腳的部分活動比重較多，而我們設計的脊健走或脊慢跑，除了降低身體上下的垂直衝擊之外，身體的運用以脊椎的律動為主，節奏比較慢。

• 原地踏步、扶著跑、自主跑，樂活又健康

　　在我們的指導下，病患都可以按個別的能力分階段去執行。依照我們的觀察，年長者尤其是行動不便者要從訓練原地踏步開始比較容易入手（第 4 章圖 10 與示範影片）。

所以，我們遇到糖尿病、高血壓、或者心血管疾病的患者，都會以脊椎律動的原則予以分階段訓練，先原地踏步、然後扶著跑步、到自主跑步（請見《這樣解痛，才是聖經》第 145 頁），來幫助他們從椅子上站起來、走出去、甚至跑起來（更多案例請見《這樣解痛，才是聖經》）。

最好的輔助解痛療法、身心舒壓處方

現代人絕大多數都是：人未老，脊椎神經與肌肉群先老化、先僵化、失去律動能力，最終影響行動力，並產生從頭到腳的各種疼痛問題與自律神經失調。

本書作者群楊翠蟬醫師與梁恆彰醫師長期專注在疼痛與身心症的非藥物治療，因此，在治療當中，特別著重患者如何開始從走動到跑跳，而書中由梁硯林醫師示範的脊椎律動跑步（簡稱脊慢跑）與脊椎律動走步（簡稱脊健走）是最好的脊椎核心活化運動，可以訓練心肺機能、改善末梢循環、增強有氧機能、使神經肌肉活化再生，更是一種輔助解痛的治療優先選項。

從表面上看，作者是在教導跑步這項運動，但真正目的是在訓練身體的脊椎，畢竟很多慢性疼痛來自周邊神經受刺激，而根源往往來自於患者的脊椎核心肌群律動能力不好，影響脊椎與周邊神經血管與肌肉的功能而產生不適症狀。

最關鍵的保養，就是要讓身體動起來，脊椎律動跑步經過作者群 20 年來的臨床醫學實證，積累無數慢性痛患者的成功經驗，簡單又速效的脊跑最能夠訓練且強化脊椎核心肌群，當脊椎核心恢復肌力與循環，脊神經功能也會變得正

常，人就會變得有耐力、不容易疲勞，並且有能夠快速反應的特性，幫助你過著身心舒爽的快意人生。

如果你是自律神經失調患者或有慢性疼痛困擾的人，建議從第 1 章開始讀起，了解腦、頸、胸椎、腰椎神經與疼痛的關係後，可以跳到第 3 章閱讀，先從脊健走開始，再依第 4 章所列的疼痛部位，做脊健走或脊慢跑姿勢的微調，讓脊慢跑成為你最簡單、最有效的對症運動。

如果你是不知道痛也可以跑、想跑又不敢跑的人，建議優先閱讀第 3 章，快速認識脊慢跑後，讓自己開始跑起來。

如果你是年紀大的樂齡族、注重健康的養生族，建議依本書章節循序閱讀，因為脊慢跑是以全脊椎律動為目標，不會有過度衝擊、有助於放鬆身心，堪稱是全方位輔助解痛速效而極簡的運動法。

脊慢跑：快樂跑出身心療癒

律動脊椎，緩解各種疼痛，終結自律神經失調！

作　　　者：楊翠蟬、梁恆彰、梁硯林
插　　　畫：蔡靜玫
動態攝影：蘇暐凱
靜態攝影：鍾君賢
造型梳化：洪嘉鎂
特約編輯：黃信瑜
封面設計：謝彥如
美術設計：洪祥閔

社　　　長：洪美華
總　編　輯：莊佩璇
主　　　編：何　喬
出　　　版：幸福綠光股份有限公司
地　　　址：台北市杭州南路一段 63 號 9 樓之 1
電　　　話：(02)23925338
傳　　　真：(02)23925380
網　　　址：www.thirdnature.com.tw
E - m a i l：reader@thirdnature.com.tw
印　　　製：中原造像股份有限公司
初　　　版：2024 年 6 月
郵撥帳號：50130123 幸福綠光股份有限公司
定　　　價：新台幣 350 元（平裝）

本書如有缺頁、破損、倒裝，請寄回更換。
ISBN 978-626-7254-49-3

總經銷：聯合發行股份有限公司
新北市新店區寶橋路 235 巷 6 弄 6 號 2 樓
電話：(02)29178022 傳真：(02)29156275

國家圖書館出版品預行編目資料

脊慢跑：快樂跑出身心療癒：律動脊
椎，緩解各種疼痛，終結自律神經
失調！／楊翠蟬、梁恆彰、梁硯林 --
初版 . -- 臺北市：幸福綠光，2024.06
面；公分

ISBN 978-626-7254-49-3（平裝）
1. 脊椎病　　2. 健康法
3. 運動健康　4. 自主神經

416.616　　　　　　　　113006798

新自然主義

新自然主義